ERTONG ANNING SHUHUAN LIAOHU

儿童安宁舒缓疗护

主　编　李瑞玲　彭娘慧　李　博
编　者　李真真　刘芳丽　梁红霞
　　　　韩玲玉　白晓璐　杜　宇
　　　　朱佶成　魏　梁　刘　洁

河南大学出版社
HENAN UNIVERSITY PRESS
·郑州·

图书在版编目（CIP）数据

儿童安宁舒缓疗护 / 李瑞玲，彭娘慧，李博主编. -- 郑州：河南大学出版社，2023.2
ISBN 978-7-5649-4659-3

Ⅰ.①儿… Ⅱ.①李… ②彭… ③李… Ⅲ.①儿科学－临终关怀学－护理学 Ⅳ.① R48

中国国家版本馆 CIP 数据核字（2023）第 045038 号

责任编辑	李亚涛　薛建立
责任校对	郑　鑫　柴桂玲
封面设计	郭　灿

出版发行	河南大学出版社
地　　址	郑州市郑东新区商务外环中华大厦 2401 号
邮　　编	450046
电　　话	0371-86059701（营销部）
网　　址	hupress.henu.edu.cn
排　　版	河南大学出版社设计排版部
印　　刷	郑州市今日文教印制有限公司
版　　次	2023 年 2 月第 1 版
印　　次	2023 年 2 月第 1 次印刷
开　　本	787 mm×1092 mm　1/16
印　　张	10.75
字　　数	193 千字
定　　价	48.00 元

版权所有·侵权必究

本书如有印装质量问题，请与河南大学出版社营销部联系调换。

目 录

第一章 绪论 /1

第一节 儿童安宁舒缓疗护简介 /2
第二节 儿童安宁舒缓护理施行标准程序 /12
第三节 拟订儿童安宁舒缓照护计划 /16
第四节 施行儿童安宁舒缓疗护的阻碍 /20
第五节 儿童安宁舒缓疗护教育 /22
第六节 展望 /23

第二章 围产期及新生儿期安宁舒缓疗护 /24

第一节 绪论 /24
第二节 围产期及新生儿安宁舒缓疗护实践目标 /25
第三节 围产期安宁舒缓疗护实践策略 /26
第四节 新生儿安宁舒缓疗护的实践策略 /29
第五节 实践安宁舒缓疗护的挑战 /34

第三章 儿童安宁舒缓疗护实践中的沟通 /39

第一节 沟通的概念和形式 /39
第二节 医护人员与患者间的沟通障碍 /40
第三节 儿童安宁舒缓疗护实践中的沟通过程 /41
第四节 影响沟通的因素 /44
第五节 安宁舒缓疗护中的沟通技巧 /46

第四章 决策 /56

第一节 绪论 /56
第二节 重症患儿医护决策介绍 /56
第三节 儿童安宁舒缓疗护决策选项 /60
第四节 执行医护决策的过程 /62
第五节 影响因素 /65

第五章 儿童安宁舒缓疗护的疼痛管理 /74

第一节 概述 /74
第二节 疼痛评估 /80
第三节 疼痛生理学 /85
第四节 镇痛药物 /93
第五节 疼痛管理 /101

第六章 儿童安宁舒缓疗护的症状管理 /109

第一节 概述 /109
第二节 症状评估及影响因素 /111
第三节 症状管理干预措施 /113
第四节 辅助性疗法 /121

第七章 临终末期护理 /124

第一节 绪论 /124
第二节 临终患儿照护理念 /124
第三节 临终舒适护理 /128
第四节 提供家属相关的临终护理 /135

第八章 丧失、哀伤、丧亲之痛 /139

第一节 绪论 /139

第二节 哀伤理论 /141

第三节 常见哀伤种类 /143

第四节 哀伤过程的影响因素及哀伤评估 /149

第五节 哀伤的影响 /153

第六节 哀伤的干预措施 /157

第一章　绪论

安宁舒缓疗护是指提供给罹患无法被治愈或威胁生命的严重疾患的病患及其家属具有尊严的全面性照护，主要的照护目的是提升患者及其家属的生活品质。随着国内经济水平及人民知识水平的提升，大众对于高质量临终护理的需求逐渐提升。与重症成人相同，重症患儿与其家属具有安宁舒缓疗护权利，这个权利也是在近年被国际许多医护专家及世界卫生组织认同，并呼吁世界各国必须重视的基本人权。基于人类享有临终护理的权益以及国内重症患儿及其家属的巨大需求，儿童安宁舒缓疗护是未来发展的必然趋势。

国内临床安宁舒缓护理的对象主要是成年人及老年病患，儿童安宁舒缓疗护（pediatric hospice-palliative care）的临床实践依旧处于萌芽阶段。在国内随着儿童癌症逐渐成为儿童死亡的主要原因，对于儿童安宁舒缓护理的需求也逐年上升。研究显示国内有许多重症患儿于临终前对于安宁舒缓疗护具有较强烈的需求，也有研究显示大部分的重症新生儿病例在临终前并未接受安宁舒缓疗护干预措施，而且这些病例大部分来自农村。目前，国内仅有部分大城市的少数儿童医院具有儿童安宁舒缓疗护的服务，严重缺乏儿童安宁舒缓疗护的服务。除此以外，大部分的儿童安宁舒缓疗护仅提供给癌症患儿及其家人。导致这些情况的主要原因是我们的文化较不容易接受儿童与死亡的关联性。国内传统的儿科医护教育多半强调疾患治疗，较少强调儿童临终护理及安宁舒缓疗护的重要性。国内许多重症患儿经常在缺乏安宁舒缓疗护的支持下离世，在家属心中永久留下痛苦愧疚的遗憾。本章将具体说明儿童安宁舒缓疗护的定义及特性、国内外儿童安宁舒缓疗护的发展现况、拟订儿童安宁舒缓照护计划以及推广临床实践的阻碍以及相关的实证研究。

第一节 儿童安宁舒缓疗护简介

一、推展儿童安宁舒缓疗护的目的及重要性

(一) 定义特征

依据儿童不同的年龄大小，安宁舒缓疗护可以区分为儿童安宁舒缓疗护、新生儿及围产期安宁舒缓疗护。详细定义及施行目的如下。

1. 儿童安宁舒缓疗护（pediatric hospice-palliative care）

国内一般将安宁舒缓疗护、姑息治疗与临终护理合称为安宁护理或临终关怀（hospice care）。虽然国内经常混合使用这三个名词，但理论上这三个名词具有不同的意义。在国内早期许多人将"palliative care"翻译成"姑息疗护"，从字面上看，经常被误解为消极性或放弃治疗，也让许多病患及其家属误以为"无法被治愈"，将会被医疗体系放弃，必须出院返家等待死亡。随着国内经济快速发展及病患权益的高涨，近年来，国内医护专家逐渐发现病患及其家属并非仅仅需要治疗疾患，更需要提供罹患无法被治愈疾病病患相关的舒适疗护干预措施，进而提供尊严安详的死亡，并提供家属足够的情绪支持。基于上述的情由，国内也有学者建议将"palliative care"翻译成"舒缓疗护"。"hospice care"在国内习惯翻译成"临终关怀"，从字义上来解读，明示照护目标是临终患者（预期生存时间少于六个月寿命），给家属或患者关怀的感受似乎是在强调仅剩余的生存时间。因此，也有学者将其翻译成"安宁护理"，强调所提供的干预措施是在提升患者的生理及心理上的舒适，促使病患及其家属可以接受平静且有尊严的离世。

基于安宁护理限制服务对象必须是预估仅存六个月寿命的人，国际上学者主张的舒缓疗护（palliative care）的照护理念相对较符合患儿及其家人的需求。主要的理由如下：① 由于儿童病患的需求较成人病患的需求多，大部分安宁病

房不具备足够的人力来照护患儿及其家属，况且不同年龄儿童的需求也有较大差别；② 在部分国家及地区，患儿普遍缺乏健康保险的支持；③ 慢性病导致患儿的生命受到长期威胁，且因为疾病的表现与成人不一样，难以预期生存及临终时刻安宁护理的施行；④ 儿童舒缓疗护的照护理念让患儿可以同时接受治疗性干预措施及舒缓疗护措施。此外，儿童舒缓疗护模式并不限于在患儿仅存的生存期，也并非局限于一个特定的机构，如安宁照护机构或家里、一般儿科病房、儿童或新生儿加护病房内，甚至居家或者在急诊室都可以实施。基于上述国外学者的建议及国内学者的论述报告，本书建议采用"儿童安宁舒缓疗护（pediatric hospice-palliative care）"取代上述术语。

2010年世界卫生组织定义儿童安宁舒缓疗护是提供儿童生理、心理及灵性（心灵社会）需求的照护以及为家属提供相关支持，疗护过程特别强调疼痛与症状控制以及提供病人及其家属整体性照护，首要目标是提升患儿及其家庭的生活质量。有成效的安宁舒缓疗护需要采用多层面的跨学科照护措施，照护的资源应包括家属甚至于学校及社区的资源。儿童安宁舒缓疗护的定义特征如下：

（1）针对无法被治愈、生命受限制或处于生命末期的患儿，提供以提升患儿及其家属的生活质量为主要目的的干预措施。

（2）儿童安宁舒缓疗护经常与临床治疗性干预措施同时提供给患儿：儿童的身形小，体内的一个肿瘤可能会严重挤压到其他相关脏器，引发严重的疼痛，因此儿童安宁舒缓疗护的临床实践经常采取侵入性干预措施来充分缓解生理上的不舒适，这一特点与成人安宁疗护有很大的差异。考虑到照护活动的成效，儿童安宁舒缓疗护应该开始于疾病确诊的初期，不论病童是否接受疾病的治疗，都可持续提供缓和照护措施。

（3）因应对重症患儿的不同需求（生理需求、心理需求、社会性需求、情绪需求、文化需求、精神需求、发展需求、学习及游戏的需求），儿童安宁舒缓疗护必须由跨学科安宁舒缓工作小组（interdisciplinary pediatric palliative care team）共同执行。儿童安宁舒缓疗护团队成员需要依据患儿的年龄提供不同层面的干预措施，协助他们在有生之年可以满足所有需求，不因为疾患而丧失了与其他同年龄儿童交流学习的机会，协助他们不会丧失生活的乐趣。

（4）跨学科安宁舒缓工作小组的成员除了医护人员以外，还应包含其他科别的医护专家，如心理咨询师、学校教师、社工、儿童医疗辅导师、营养学专家等，成员的组成应依据患儿个性化需求增添。国内目前仅有少数城市儿童医院提供多学科舒缓照护，成员往往身兼数职，且多数为志愿服务者。

（5）当患儿离世后，提供家属适当的哀伤情绪支持。儿童安宁舒缓疗护强调以家庭为照护单位，所谓的家庭除了直系亲属以外，还包含患儿的兄弟姐妹及其他具有亲密关系的家族成员。此外，对于与患儿具有情感交流的同学或玩伴也需要提供足够的情绪支持。整个照护应以病人为照护焦点，以整合家庭功能为护理方向，以完整亲属关系为中心。

（6）跨学科领域儿童安宁舒缓照护团队成员的情绪支持。跨学科安宁舒缓工作小组的运作也需要提供照护团队成员足够的情绪支持及提供常规性在职培训。跨学科照护团队并非仅是提供患儿及其家属临终关怀护理，还需在疾病诊断后，提供以家庭为中心的舒适性干预措施。

（7）儿童安宁舒缓疗护的临床实践并不局限于安宁病房或机构。儿童安宁舒缓疗护可以选在儿童医院的重症监护单位或病房内实践，或者选择在特殊的儿童安宁舒缓机构（如国内的雏菊之家及蝴蝶之家），或者在居家期间接受安宁舒缓疗护的措施。

（8）依据患儿的个性化需求，必须拟订施行（安宁舒缓护理）计划。依照患儿及家属的需求，协助患儿及其家属拟订"预立医疗照护计划"（advance care planning，ACP），协助患儿与家属进行充分的沟通，建立临终愿望列表，产生希望感，并且逐一协助患儿及其家属达成有尊严及温暖的离世过程。

（9）对于生命受威胁的患儿，儿童安宁舒缓疗护最佳提供的时机是疾病被确诊后，服务延续至患儿离世后家属的伤痛情绪支持。

2. 新生儿安宁舒缓疗护（neonatal hospice-palliative care）

新生儿安宁舒缓疗护是为生命受威胁或生命受限制的出生28天内的新生婴儿提供相关缓解症状的舒适护理措施，以提升他们的生活质量，目的是让新生儿于临终期间保持较舒适的状态。强调在患儿存活时，提供控制疼痛以及其他症状的舒适护理，提供家属以情绪支持，必要时支持满足他们"宗教习俗"的需求及文化的需求。其详情请参考本书第二章。

3. 围产期安宁疗护（perinatal hospice care）

围产期安宁舒缓疗护是为妊娠期即被确诊罹患重症或先天性畸形且无法被治愈或无法生存的新生儿提供的安宁舒缓疗护。围产期安宁疗护并没有确切的定义。世界卫生组织对围产期定义是指妊娠期22周至出生后7天内。而美国儿科学会对其的定义是指妊娠期20周至出生后28天内。所以，若参考美国儿科学会的定义，围产期安宁舒缓疗护的照护范畴将包含新生儿安宁舒缓护理。详情请参考本书第二章。

（二）儿童安宁舒缓疗护与成人安宁舒缓疗护的差异性

儿童安宁舒缓疗护并不适合安置于成人安宁护理病房或安宁照护机构，主要是因为重症患儿的心智及社会关系的发展、疾病及预后的特征均与成人病患有很大的差异性，他们被确诊重症后的需求与成人重症病患不能等同视之。表1-1是患儿与成人病患的需求性差异比较。表1-2说明儿童安宁舒缓疗护与成人安宁舒缓疗护服务范畴的差异比较。

表1-1 重症患儿与成人重症病患需求差异性

类　　别	重症患儿的需求	成人重症病患的需求
心智发展状态及需求	尚未成熟，可能缺乏语言及其他有效的沟通表达能力。 具有游戏及学习的需求。 可能不能理解疾病、濒死及死亡（认知发展局限）。	心智大致成熟，可以应用语言或其他方式进行沟通（具有明确表达需求的能力）。 理解疾病、濒死及死亡。
法律权益	医疗决策需要代理（没有自主权）。	可以独立行使自主权。
社会关系发展	社会（与他人）关系脉络发展简单，主要以家庭成员为主，护理需要以整个家庭为核心。	经历完整人生，具有丰富的社会人际关系。
疾病及预后特征	疾病诊断项目复杂，病程进展变异性高（无法预期生存时间），无法预期六个月的疾病末期时间。	疾病诊断及变化历程较为明确，较易被预期存活期小于六个月（符合安宁护理施行标准）。

引自：官金凤，周雨．人文关怀在新生儿重症监护室护理中的应用[J]．临床医药文献电子杂志，2020，7（32）：78．

表1-2 儿童安宁舒缓疗护与成人安宁舒缓疗护服务范畴的差异

类　　别	重症患儿安宁舒缓疗护	成人重症病患安宁疗护
安宁舒缓照护特征	建议安宁舒缓护理需融合治疗性干预措施。 疾病诊断后，即提供病童融合安宁舒缓护理及治疗性干预措施。	接受安宁护理后（预计六个月的疾病末期时间），一般不再接受侵入干预措施。
服务范畴	提供整个家庭为中心的护理，照护目标是追求患儿的最佳利益，包含满足家庭成员的需求。	家庭的概念由病人决定。可采取家庭或病人为中心的护理。
需求的满足	考虑儿童认知发展的特质，提供多学科专家的照护团队。满足儿童八大面向的需求：生理（physical）、心理（psychological）、社会（social）、情绪（emotional）、灵性（spiritual）、发展（developmental）、游戏及学习（play and educational）的需求。	大部分可以自主表达需求及自主地通过社交团体满足自己的需求。
情绪支持	提供家属足够的情绪支持：大部分的医护人员及家属不容易接受患儿的死亡。儿童不理解死亡，对于死亡恐惧，需要更多支持。	家属及医护人员较能接受病患的死亡，也需要足够的情绪支持。

引自：American College of Obstetricians and Gynecologists.Perinatal palliative care: ACOG committee opinion, number 786(article)[J]. Obstetrics and Gynecology，2019，134（3）：e84-e89.

（三）比较安宁舒缓疗护、安乐死及传统医疗末期病患护理的区别

许多人误以为安宁舒缓疗护就是安乐死或姑息疗法，但安宁舒缓疗护与安乐死完全没有关联，安宁舒缓疗护的照护理念及范畴又比姑息疗法更广泛。在此特别说明，安乐死并未在国内被法律接受，对临终末期病患提供安乐死属于违法行为。安宁疗护、安乐死和一般医院末期病患护理三种照护模式在概念与做法上的差异比较见表1-3所示内容。

表 1-3 医疗上对末期病患提供三种照护模式之比较

安宁疗护	安乐死	一般医院末期病患护理
强调活得有尊严。	强调死得有尊严。	不太注重生命的尊严。
兼顾生命的质与量。	希望停止病患的生命。	希望延长病患者的生命。
强调照顾家属与病患的亲情，注重团队照顾，对病患及其家属提供全面的服务，团队人员经过特别的训练。	只强调病患或家属的个别感受，不注重团队医疗照顾。	强调医疗的重要，只注重医护对病患的照顾。
强调安乐活（活着不承受痛苦）：控制疼痛，解除不适症状，心灵支持缓和及支持治疗。	强调生命的停止是一了百了，认为生命的延长只有痛苦，给予致死的针、药，或者拔除"维生"设备。	强调对疾病的尽力医治，末期仍住加护病房，插管注射延续生命，维持治疗性的医疗。

引自：李昱平. 生命教育中的幽谷伴行——谈临终关怀与安宁疗护[J]. 谘商与辅导，2010（290）：28.

二、国内外儿童安宁舒缓疗护的发展

（一）国外儿童安宁舒缓疗护的发展

第二次世界大战之后，医疗科技的发达延长了重症患儿的生命，但也延续了死亡的时间以及他们承受疼痛的时间。这种情况让人们特别关注患儿及其家长的焦虑及疼痛管理。20 世纪 70 年代至 90 年代，儿童舒缓护理开始被关注和发展，然而初期仅着重于濒临死亡的儿童。1986 年，住院病童的舒缓疗护首次出现跨学科儿童舒缓护理团队，而且安宁舒缓疗护的服务开始覆盖从病童被诊断出罹病延续到死亡的所有阶段，这个团队将提供患儿及家属全程的支持性护理。经过多年的努力，许多儿科医护人员开始在罹患重症（无法被治愈的疾病）患儿被确诊时，主动提供安宁舒缓疗护措施，且大部分儿科医护人员也逐渐认识到儿童安宁舒缓干预措施与治疗性干预措施同等重要。许多医院也在儿童医疗场所广设安宁舒缓疗护工作小组。2018年，为了改善世界各地关于提供安宁舒缓疗护上的不平等，世界卫生组织正式宣称接受安宁舒缓疗护是普世的人权，希望谨此提醒世人重视儿童的基本权益。虽然世界各国正在逐渐重视儿童安宁舒缓疗护，但全球依旧有许多重症患儿或罹患无法被治愈疾患的儿童并未得到合适的安宁舒缓照护。

（二）国内儿童安宁舒缓疗护的发展

1. 临床照护及民间团体合作发展情况

国内首家儿童舒缓治疗活动中心——蝴蝶之家，于2010年开始运作。蝴蝶之家是由英国人金林（Gould Lynda Catherine）女士及其先生与长沙市第一福利院合作开办的中国首个儿童舒缓护理中心，是专门为身患重大疾病且预期寿命不超过六个月被父母抛弃的孩子提供临终前的专业护理和精神治疗的场所。在蝴蝶之家，在患儿有限的生命时间里，给这些重症患儿提供足够的"身、心、灵"三方面的舒适护理，保障患儿有质量地生活。

2014年，民间机构（南京世贸集团）援助成立南京世茂彩虹重症儿童安护中心，主要由护理人员为从福利院转送过来的重症儿童（多数患有严重的先天性疾病）提供服务。同年，北京新阳光慈善基金会与首都医科大学北京儿童医院的医护人员合作构建"儿童舒缓治疗活动中心"以及"雏菊之家"，主要是用来提供肿瘤患儿及其家属家庭式的安宁舒缓疗护。之后，国内大城市的儿童医院也逐渐跟进，提供儿童安宁舒缓疗护服务。2017年5月，中华医学会儿科分会成立了儿童舒缓治疗学组，目前国内已有不同城市的46家医院的医生加入儿童舒缓治疗学组中。儿童安宁舒缓疗护逐渐在国内开展对重症临终患儿及其家属的安宁舒缓疗护，但对应于国内众多患儿的需求，目前的进展显然是不足的。

国内儿童安宁舒缓疗护的发展存在几项特点：

（1）现有的儿童安宁舒缓疗护的服务对象主要是癌症病童，且主要还是在治疗成效不佳时或临终阶段。

（2）目前国内推广儿童安宁舒缓疗护的医院主要还是在大城市或经济较为发达的地区，无法覆盖到偏远地区或资源较匮乏城市的重症患童。

（3）缺乏足够的专业人才，临床儿科医护人员缺乏儿童安宁舒缓疗护的知识及技能，同时，也缺乏常规性教育培训机制（目前儿科医护人员缺乏足够的儿童安宁舒缓疗护的培训），缺乏足够的跨学科儿童安宁舒缓照护团队。

（4）缺乏足够的资金，服务项目未纳入医保。目前，国内大部分的儿童安宁舒缓服务是由民间基金会援助构建的。

2. 国内临床儿童安宁舒缓疗护制度发展情况

国内医护专业在学术研究上也正努力构建及推广儿童安宁舒缓疗护，主要进展如下：

（1）复旦大学附属儿科医院学者采用文献分析法、访谈法、德尔菲法，初步建立了危重症患儿临终关怀模式。

（2）中华医学会儿科学分会急救学组于2018年重新审核"儿童重症监护治疗病房镇痛和镇静治疗专家共识"，为临终患童疼痛管理的药物性止痛措施提供临床指南。

（3）中国台湾安宁缓和医学会出版了《台湾儿童安宁缓和医疗照护参考手册》和《台湾新生儿安宁缓和医疗照护参考手册》。近年来，大陆的医护学者也陆续在国际及国内重要学术期刊上发表与儿童临终护理相关的论文。

3. 需求及未来发展

依据2015年世界卫生组织的统计，全球对于儿童安宁舒缓疗护有需求的患儿有大约2100万，其中中国大约有450万。基于国内的巨大需求及国内经济发展，发展属于儿童的安宁舒缓疗护是必然的趋势。随着国际上的儿童安宁舒缓疗护的历史性发展，积极提升舒缓疗护专业人员的培训，普及安宁舒缓疗护的知识及产生正向认同的态度，是促使国内有关儿童安宁舒缓疗护加速发展的主要因素。

三、儿童安宁舒缓疗护适用对象

依照患儿的疾病及疾病进展历程，可将安宁舒缓疗护的患儿分为四类。第一类别：生命受到威胁，病患可能被治愈也可能失败，如癌症、不可逆的器官衰竭（心脏、肝脏、肾脏）。第二类别：生命无可避免地会提早结束，病情可能需要长期密集治疗（intensive treatment），才得以延长生命，并使病童在有生之年不能参与正常儿童应有的活动，如短肠症、无法移植或肾衰竭、长期严重呼吸衰竭肌肉萎缩症（muscular dystrophy）、囊肿性纤维变性（cystic fibrosis）。第三类别：没有任何被治愈的机会且逐渐恶化，所有治疗都只能缓解症状，病程通常达数年之久，如 Batten 疾病（神经元蜡样脂褐质储积症）、某些严重先天代谢性疾病、某些染色体异常（如第十三号染色体 Trisomy 13 疾病）等。第四类别：有生命危险，却不会逐渐恶化的疾病，在某些状况下会出现不可逆但非渐进性的严重残障且容易出现许多并发症，也可能会出现早期死，如早产、缺氧性脑病变、先天脑部严重发育异常、严重脑性麻痹（脑瘫）。

中国台湾安宁缓和医学会在 2019 年出版的《台湾儿童安宁缓和医疗照护参考手册》中提出，当患儿具有以下四种状况，患儿只需符合一项标准，即可被视为具备"安宁缓和医疗服务"需求。

①病情可能被治愈，也可能治疗失败，无法长期存活下来的疾患，如复杂严重的先天性畸形；②罹患需要长期密集照顾来维持生命与生活质量的疾病，如先天性免疫不全疾患、短肠症、长期严重呼吸衰竭（不可逆的病理变化）；③被确诊病程会逐渐恶化，只能做安宁缓和医疗的疾病，如严重的先天性代谢疾病、第十三号染色体 Trisomy 13 疾病；④不会逐渐恶化却容易出现威胁生命的危急现象，如极度早产、先天脑部严重发育异常、严重脑性麻痹（脑瘫）。

整体而言，当患儿的诊断被确定后，依照疾病进展的历程，我们可以确认疾病会让患儿的生命受限，或者疾病让患儿出现终止生命的危急现象，患儿的生活质量严重下降，患儿处于危重状态，都是符合接受儿童安宁舒缓疗护的服务对象。

图 1-1 是依据不同疾病分类分析的疾病轨迹变化与施行安宁舒缓疗护的建议时间。

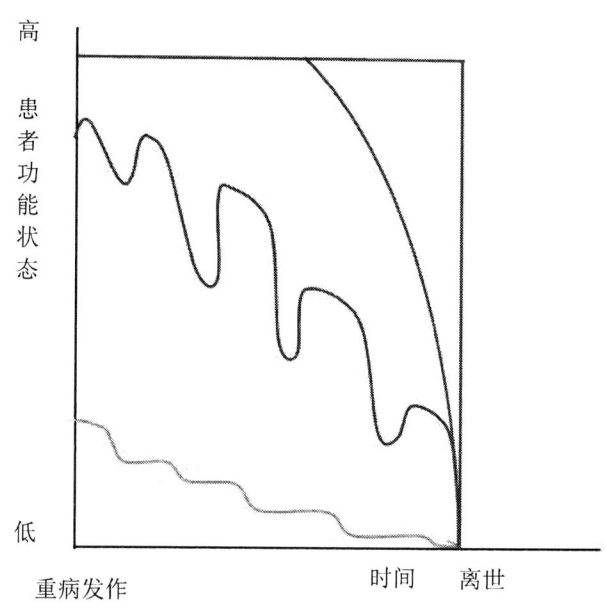

图 1-1　依据重症疾患的四个种类设定儿童安宁舒缓疗护的施行时机

引自：WOOD F, SIMPSON S, BARNES E, HAIN R. Disease trajectories and ACT/RCPCH categories in paediatric palliative care[J]. Palliative Medicine, 2010, 24（8）：796-806.

图 1-1 说明如下：

（1）没有治愈的可能，舒缓疗护将从疾病被诊断后开始提供（第三类型），常见的例子如严重红斑性狼疮、脑神经系统持续性丧失功能。

（2）疾病的历程反反复复、时好时坏，无法完全疗愈，随着反复发作的次数增加，生理功能逐渐丧失。提供高科技急症治疗可以延长生命，对这种形态的疾病历程不仅要采用高科技的医疗护理技术，同时也要促进生活质量（舒缓疗护），常见的例子如持续性进展的心脏或肺部疾患或急性脱髓鞘性多发性神经根神经炎（部分也属于疾病分类的第一类型）。

（3）当疾病的历程迅速转变恶化，医护人员需从提供治疗性照护转变至舒缓护理（第一及二类型），如癌症。

（4）由于死亡是突发性，医护人员必须在短时间内提供患儿治疗性及舒缓干预措施，且需要启动家属紧急情绪支持，患儿过世后提供哀伤辅导，如意外猝死、意外伤害离世。

罹患重症患儿的家属的决策对于患儿在离世前是否有机会接受儿童安宁舒

缓疗护具有重要的影响。研究报告也显示，医护人员对儿童安宁舒缓疗护的知识及态度对于家属或主要照护者的决策具有重要的影响。

四、治疗性干预措施配合安宁舒缓疗护的操作

传统的安宁舒缓疗护模式主要是依据患儿的病情变化将积极治疗、安宁舒缓疗护及丧亲情绪辅导分成不同的阶段。研究已经发现许多疾患在被确诊后，患儿的预后可以确定几乎没有康复的可能性。虽然离世的时间无法像成人一样可以预期，但提早提供舒缓疗护干预措施，将可以提升患儿及其家属的生活品质，甚至可以延长患儿的生命，减轻家属在患儿离世后的痛苦情绪，所以才有新型安宁舒缓模式的发展。新型安宁舒缓疗护模式主要是强调从疾病确诊后就让安宁疗护团队加入病患及家属的照护计划。亦即，患儿除了接受治疗性干预措施，还接受舒适性干预措施，并且还可接受以家庭为中心的支持性疗护措施。同时，当病程进展持续恶化且无法再康复好转，医护团队所提供的医护干预措施将从治疗转变成以提升舒适为主，并且主动提供家属足够的情绪支持（患儿家属会经历预期性哀伤情境），做好患儿离世前的医疗护理计划，让患儿可以获得安详的临终护理及协助家属减轻丧亲之痛。

第二节　儿童安宁舒缓护理施行标准程序

一、儿童安宁舒缓疗护的哲理

儿童安宁舒缓疗护被广泛认同的照护哲理是提升患儿及其家属的生活质量（quality of life）及临终时刻的质量。其中，儿童安宁舒缓疗护模式还包含引导患儿、家属及照护者产生"希望感"。

在国内许多学者将"quality-of-life（QOL）model"翻译成生活质量，然而对于临终病患及其家属而言，在面对疾病所带来的生理、心理及精神上的痛苦，他们每天的生活都承受着不舒适及痛苦。QOL包含四个维度，分别是生理、心理、社会及精神上的品质。面对威胁生命的疾病及经历死亡的过程，这些都严重地干扰患儿及家属的生活质量。

医护人员在面对患儿治疗无效及死亡前的症状管理时会产生负面情绪压力，生活质量也深受影响。四种生活质量维度是相互关联的，必须在患儿整个疾病或死亡过程中加以注意。生活质量通常是通过孩子所承受的痛苦来评估的。研究显示，当父母减少对患儿临终时痛苦的关注，并提高患儿的生活质量时，父母有可能减少对孩子遭受痛苦的感受，他们的生活品质相对应也得以提升。

生活质量的意义是属于个性化的感受，具有主观性认知，属于抽象的概念。对不同的儿童和家庭具有不同的意义，大部分人对于生活质量的意义是无法概念化并说出其含义的。然而大多数孩子可以告诉你他们喜欢什么或者什么对他们来说比较重要。但是，如果不去询问患儿（不沟通），我们所提供给他们的护理往往并不是基于他们的目标和愿望设定的，不符合他们的需求。如何评估患儿的生活质量是临床医护人员经常需要面对的挑战，因为从法律上讲，父母或监护人在患儿18岁之前都是与生活质量有关的决策代理人。图1-2是重症患儿的生活质量需求架构。建议重症患儿照护者从这几个层面进行评估，确立患儿的照护需求（疗护目标），进而召开跨学科安宁舒缓疗护会议，拟订照护计划，并确实执行干预措施，满足患儿及其家属的照护需求。

传统缓和疗护（old model of palliative care）

治疗护理 (curative care)	缓和疗护 (palliative care)	丧亲情绪护理 (bereavement care)
疾病确诊	积极地治疗已经无法挽救生命而且病患承受许多痛苦的症状	患儿离世后，提供亲属的哀伤情绪的足够支持

新型缓和疗护（new model of palliative care）

寻求治疗性疗护 (cure-seeking care)			
延续生命护理 (life-extending care)			
舒适和生活质量最大化护理 (comfort and quality of life maximizing care)	临终前护理 (peri-death care)	临终护理	离世后家属遗族情绪支持
家庭支持治疗（family-supportive care）	丧亲护理（bervement care）		
缓和疗护（palliative care）			
确诊（无法被治愈疾病）—病情逐渐恶化，丧失身体的主要功能—离世			

图 1-2　生活质量的四个维度

引自：EDWARDS C, HARROP E. How and when to refer a child for specialist paediatric pallia- tive care[J]. Archives of Disease in Childhood-Education and Practice Edition，2013，98（6），202-208.

二、希望感在安宁舒缓疗护中的重要性

"希望感"在儿童安宁舒缓疗护中的含义是让患儿及其家属从治愈的期望转变成儿童和家庭共同努力实现"更容易实现"的既定目标。尽管现实的状况是孩子还是会去世，而且有可能遭受痛苦，但许多人确实在安宁舒缓疗护小组成员的协助下找到了新的希望及努力的动力及方向。父母在面对孩子的未来时经常具有许多的梦想及希望，如希望孩子快乐，希望孩子成功。希望支撑着我们的生命，把我们跟其他人类联系在一起。然而，当应用于罹患有生命危险

疾病的儿童时，"希望"具有额外层次的意义。临终希望的定义：死亡的过程具有挑战性，也会暂时地削弱或改变人们对于希望的感受及驱动的意义，但并非不可避免地带来绝望。技巧性保留一个人独特的希望感受，可以提高生活质量，并有助于对孩子和家庭产生一段具有意义的离世历程。跨学科儿童安宁舒缓小组成员需要协助患儿及其家属发现"即使死亡在即，希望依旧存在"的意义。协助患儿及其家属发现短期的、可实现的目标（希望），继而由跨学科安宁舒缓疗护小组、患儿及其家属共同实现此目标。研究显示，临床医护人员也认同"保持希望"是一种提供给患儿及其家属情绪支持的最佳方式。跨学科儿童安宁舒缓小组工作可以参考图1-3。

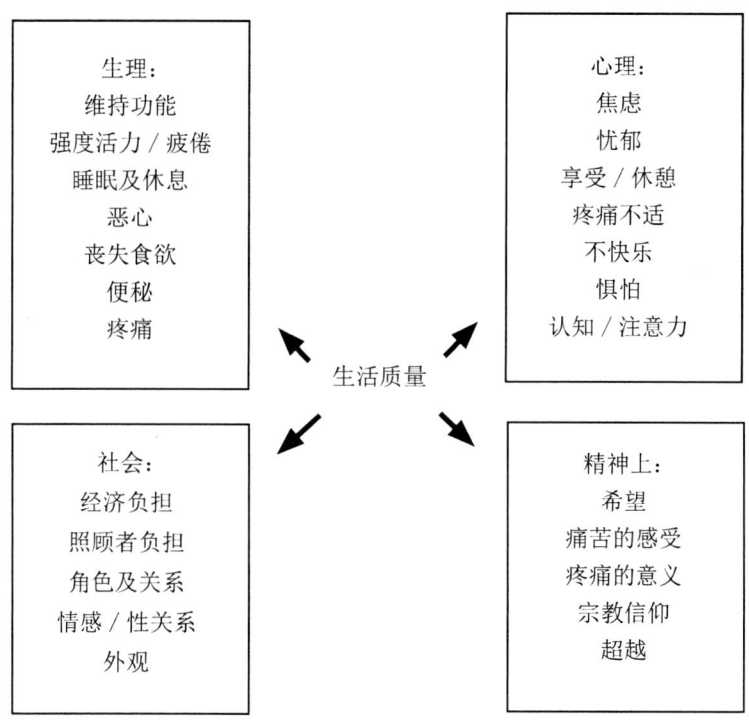

图1-3 跨学科儿童安宁舒缓疗护小组运作的核心任务

引自：FEUDTNER C. Collaborative communication in pediatric palliative care: a foundation for problem-solving and decision-making[J]. Pediatric Clinics of North America, 2007, 54（5）：583-607.

第三节　拟订儿童安宁舒缓照护计划

一、依照不同疾患类型拟订照护计划

依照四种类型的疾病病程进展（illness/dying trajectories），将儿童安宁舒缓疗护适时提供给患儿。说明如下：

（1）第一类型的疾患：当疾病的过程逐渐转变，将由治疗性照护逐渐转变至缓和照护，如癌症患儿的照护。

（2）第二类型的疾患：于疾病的不同时期，当病情进展不佳时，除了提供高科技急症治疗以延长生命，同时也提供儿童安宁舒缓疗护的干预措施，以促进生活质量。

（3）第三类型的疾患：疾病没有治愈的可能，舒缓照护的干预措施将从疾病被诊断后开始提供。

（4）第四类型的疾患：儿童安宁舒缓疗护干预措施将随着病情转变，配合治疗性干预措施一起提供给患儿及其家属。

二、依照不同年龄层临终患儿的需求拟订照护计划

（一）与儿童安宁舒缓疗护相关的重要沟通

医护人员在提供给重症患儿积极治疗性干预措施时，随着提升采取医疗科技等级的治疗性干预措施，患儿的病情却一直没有好转的进展，或者甚至随着治疗时间点持续恶化，特别是有时家属不能理解医疗科技对于疾患治愈的有限性，坚持要求医护人员对于患儿采取积极性治疗性干预措施，会引发过度的无效医疗，这不仅是医疗资源的浪费，还是对于生命的不尊重。家属不理性地坚持要求采取高科技医疗治疗，会引发患儿生理及心灵上的极度不适的现象，且终究无法避免死亡。如何与家属沟通及协助家属为患儿进行合理的决策（儿童

不具有法律上的决策能力，需要合格的代理人代为进行决策），这些都考验儿科医护人员的专业能力，但可惜的是，国内的医疗护理专业训练大部分着重于学习儿童急重症医护知识技能，忽略有关儿童安宁舒缓疗护的培训。本书作者对此提出几项思考课题，让读者作为课后讨论的主题（可参考本书第三章及第四章）。

1. 沟通的意义

有效沟通是制订安宁舒缓疗护计划及做出医疗决策的基础。如何跟罹患无法被治愈疾患（生命受限制）或者罹患恶疾（威胁生命）的患儿及其家属沟通？如何与其他医护人员讨论患儿的病情及需求？如何与跨学科安宁舒缓疗护小组成员沟通？有关儿童安宁舒缓疗护的沟通对于医护人员存在着许多挑战。有多种因素影响有效沟通，如儿童的疾患经常包含许多不确定性的预后及临终时间、夹杂许多人的情绪反应、压力的调适机制、患儿及其家属的认知理解能力、家庭成员间的互动及成员的主要角色和功能、医护人员个人的价值观及信念感受等。此外在国内，我们讨论死亡的方式受文化的影响。最新的调查研究显示，国内推广安宁舒缓疗护最主要的障碍是受文化的影响而无法落实临床实践，我们的文化经常视"讨论死亡"为禁忌，甚至许多地方文化还会视"讨论死亡"为不吉祥，会带来厄运。如何开解传统文化的桎梏，进而提供一个温暖及尊重的地方，让患儿及其家属可以获得有尊严的安宁舒缓疗护，这是推广儿童安宁舒缓疗护的关键。文献显示，可以通过提供"专业教育培训"提升医护人员的知识及技能，再逐渐推广至社会大众，进而构成一个普遍性健康常识，这是最有效的策略。

2. 开启与儿童安宁舒缓疗护有关的沟通重点

（1）必须以患儿的最佳利益为主，在生命末期，患儿应该拥有尊严离世的权益。

（2）沟通必须诚实及具有同理心的温暖态度。

（3）构建跨学科安宁舒缓疗护小组，并且有效地应用小组内儿童心理学家或社会工作者的建议，确立每次与家属和患儿沟通的目标、内容及沟通的方法。有关儿童安宁舒缓疗护的沟通细节请参考本书第三章。

（二）与儿童安宁舒缓疗护相关的医疗伦理决策

当接受积极性的重症治疗后，患儿的病情依旧持续恶化或者没有改善时，医护人员需要经常与家属沟通，告知他们患儿的实际病情变化，是否推荐其接受安宁舒缓疗护是决策难题。在国内，告知患儿家属有关积极治疗并没有达到预期成效的消息经常是由主治医师来负责与家属沟通，经过沟通后，家属可签署放弃现行治疗（撤除维持生命的医疗系统或者不采取积极的重症治疗）的同意书。这个过程对于主治医师而言是非常有压力的任务，也经常引发医护与患儿家属之间的纠纷。为患儿持续进行治疗计划或者选择安宁舒缓疗护的决策对于所有照护者及家属而言都是非常情绪化及承受压力的过程。

如何提供患儿及家属温暖的情绪并进行决策？除了医护人员的教育培训以外，跨学科安宁疗护小组成员也需要增加安宁舒缓疗护的培训。整个沟通过程的准备，需要经过一系列的病患照护会议（跨学科安宁舒缓会议），甚至经过医疗伦理会议协调，主要目的是协助主治医师及护士增强能力，也协助患儿家属理解病情实际变化，产生对于医护专业人员的信任，进而与主要照护医师及护士共同进行医疗决策。与患儿有关的疗护计划应该是以患儿自身的最佳利益为主要决策依据，医护专业人员及家属需要以此为主要核心去实施临终或安宁舒缓疗护计划，如果患儿可以理解并表达自己的意愿时，可以通过沟通理解患儿的希望及意愿，进而尊重患儿及家属的意愿。

（三）儿童安宁舒缓疗护之预立医疗照护计划（pediatric hospice-palliative care advance care planning，ACP）

儿童预立医疗照护计划是通过与患儿及其家属沟通后共同拟订的照护计划。计划设定起始于从积极治疗干预措施转换至提供安宁舒缓疗护措施及有尊严的临终护理（不进行一系列的无效性急救措施）。沟通及进行决策的过程中必须向患儿及其家属保证，转换积极治疗计划至安宁舒缓疗护并非放弃患儿及不提供任何疗护措施。

预立医疗照护计划强调三个主题：

（1）生活质量：评估患儿及其家属的生活质量及照护需求，并且探讨如何与家属共同满足儿童的各项需求及家庭成员的需求，确保患儿每个层面的需求都获得满足（生理需求：确保疼痛及症状获得良好的控制及缓解。心理及社会需求：协助患儿与每个亲近的家属朋友进行告别，提供游戏、发展及学习的需求，满足情绪的表达及发泄）。

（2）信仰和价值的建立：临终时期及死亡事件包含了许多文化及信仰因素，也体现了家庭的价值观，所以需要讨论未来每一个可能发生的事情的细节和应对方法。协助患儿及其家属有计划地面对疾病变化或在未来可能出现的危机，或者提早预防患儿及其家属面对临终时期所带来的伤痛。

（3）希望和目标：让患儿及其家属在患儿有限的生存时间里进行告别及让患儿说出离世后对于存活家人的希望。整个计划需要因适应病情及许多外在环境的变化而拟订，安宁舒缓疗护小组成员必须经常讨论，通过沟通理解实际变化及反思自己的感受，进而调整计划。

儿童安宁舒缓疗护之预立医疗照护计划的设定包含四个步骤：

（1）确认诊断即初始介入。讨论病情变化及可能的预后，告知家属或患儿有关所患疾病无法被治愈的坏消息。与家属及患儿讨论可以采取的疗护干预措施。疗护目标是维持生理功能，减轻疾病症状的不舒适，持续提供舒适性干预措施（疼痛及症状管理干预措施）。

（2）建立安宁疗护小组。选择疗护场所（返家或留置医院内），拟订照护计划。持续性提供照护，依照照护计划执行照护干预措施并随时评估成效，特别加强提供患儿生理的舒适性干预措施，提供家属情绪支持。

（3）临终照护。依照预立医疗照护计划提供临终照护，如遇紧急事件提出支持性疗护措施。患儿离世后，提供家属相关的丧亲之痛的哀伤辅导。

（4）儿童预立医疗照护计划。依照照护计划，提早协助患儿及家属调适预后不佳的疾患所带来的痛苦及可能演变成的死亡事件。另外，医护专业成员也因此在照护过程中体验照护质量的提升，产生足够的信心及发展足够的专业知识技能实践能力。

第四节 施行儿童安宁舒缓疗护的阻碍

一、与社会及家属要求有关的阻碍

受文化习俗传统思想的影响，我们常常避谈死亡，国内的学校教育也普遍缺乏教导面对死亡的态度，对于死亡的话题社会大众通常采取消极及回避的态度，甚至认为谈论死亡或者面对死亡事件会招致"霉运"。在国内相较老人的离世，人们更不能接受儿童的死亡。同时，由于缺乏对死亡的教育，我们普遍忌讳与儿童讨论死亡。即使我们的教育并没有协助儿童认识死亡，但也无法避免的是儿童把死亡想象成恶魔或黑暗恐怖的情境，造成儿童对于死亡的事件产生极度恐惧，甚至联想到"死亡是因为自己做错事被惩罚"，故而经常让儿童产生错误的罪恶感。无论是儿童自己即将经历的死亡，还是面临亲密的家人和朋友的死亡，我们该如何理性地与儿童沟通死亡事件？如何减轻死亡对儿童情绪的影响？总结上述现况，如何扭转社会大众对于儿童死亡的隐讳态度，进而普遍提升人们对于儿童安宁舒缓疗护的认知及态度，以及如何与儿童沟通死亡，都是儿童安宁舒缓疗护主要的照护重点。

二、与临床医务人员有关的阻碍

与国内临床医护人员有关的最主要障碍因素是缺乏相关的儿童安宁舒缓疗护的知识及技能，加上文化及习俗背景的因素，导致医护人员对于施行儿童安宁舒缓疗护呈现出排斥的态度。即使许多儿科医护人员对于照护的临终患儿及其家属的痛苦有深刻的同感性，产生巨大的无力感，但却缺乏足够的知识、态度及自信度为患儿及其家属提供安宁舒缓疗护。

建议国内医护基础教育应该将儿科安宁舒缓疗护内容列入学习课程，并且针对临床执业工作人员常规性地提供在职培训。同时，建立跨医院儿童安宁舒缓疗护工作小组，并定时提出安宁舒缓疗护个案报告，借此培训临床医护人员掌握与安宁舒缓疗护有关的伦理辩证、症状管理技能操作训练以及与患儿及其家属沟通的技巧。

三、与临床政策及法律相关的阻碍

（一）缺乏保险给付及经济资源

国内虽然于2018年1月开始将临终关怀纳入医疗保险范围，但由于儿童罹病过程很难确认临终前六个月的寿命预后，因此他们往往无法有效应用此保险。再加上社会公众对此缺乏足够的认知及支持，为儿童量身定制的安宁舒缓疗护服务并没有被纳入保险，目前国内大部分的儿童安宁舒缓疗护机构是由社会福利或基金会提供支持。资源的短缺导致儿童疼痛及症状管控的用药不足，以及缺乏合适的舒缓治疗专业人员及场所提供安宁舒缓疗护。

社会公众对于儿童死亡及安宁舒缓疗护的错误认知趋向负向的态度，让患儿的家属无法接受医护人员的建议，增加沟通上的困难。所以，建议相关教育应向大众普及，协助大众理解善终及温暖友善离世的重要性，加大社会支持力度，推广医疗机构设立儿童安宁舒缓疗护病房及跨学科安宁舒缓疗护小组，并将安宁舒缓疗护延伸到社区及家庭，提供以家庭为中心的儿童安宁舒缓疗护。

（二）与医疗纠纷及法律相关的干扰因素

面对儿童罹患重症且经历多重积极且具高度侵入性干预措施的治疗，患儿病情依旧毫无进展，甚至持续恶化，提供疗护的医护人员及家属都面临一种极具压力的情境，没有心理准备的家属（误解推荐安宁舒缓疗护是被医疗专业放弃）经常产生医患纠纷，医护人员处于这样的高度压力下，会阻碍医患之间良性的沟通及阻碍儿童安宁舒缓疗护的进行。国内法律上应该遏止恶性伤医事件及促进医护与病人（家属）实现良好沟通。研究显示，儿童安宁舒缓疗护计划可以有效地提升患儿及其家属的生活质量及缓解他们的焦虑情绪，提升患者及其家属对于医疗服务品质的满意度。此外，对于提供接受安宁舒缓干预措施或罹患重症需要使用麻醉性药物止痛的患儿，国内医疗法律必须跟进提供法律支持。

第五节 儿童安宁舒缓疗护教育

一、国内儿童安宁舒缓疗护教育现状

安宁舒缓疗护概念及服务在国内并未普及,主要还是深受普遍存在的风俗习惯的影响,况且国内医护教育尚未将安宁舒缓疗护列入学校教授专业课程。基于提升国内民众的临终疗护工作,2016年全国政协会议特别提出"推进安宁疗护发展"的政策方针,其中提升专业教育培训是主要改善策略。欧盟舒缓疗护协会针对安宁舒缓疗护教育提出依据不同层次的核心教育策略,区分不同层次学习者的需求,并分类提供不同层次的教育培训。

二、国际安宁舒缓疗护教育培训分类

欧盟舒缓疗护协会(European Association for Palliative Care,EAPC)在2013年依据欧洲国家医护人员的教育需求提出儿童安宁舒缓教育白皮书,提出分层教育的主张,将教育内容分成三个等级。现详述如下:

第一等级:训练初级安宁舒缓疗护知识及技能(palliative care approach),主要是针对本科生或初级专业医护学习者提供整体概念性安宁舒缓疗护。

第二等级:善适性安宁舒缓疗护教育(general palliative care),主要是针对具有儿科医疗护理经验或具有跨医疗学科的或经常参与儿童安宁舒缓疗护跨学科小组工作及提供咨询的专业人员。教育培训内容强化儿童安宁舒缓疗护的知识及技能,针对不同医护学科的专业人员提供专项教育,增进与不同学科专业人员合作的儿童安宁舒缓疗护知识与技能。

第三等级:儿童安宁舒缓疗护专业从业人员训练(specialist palliative care),主要是针对硕士或儿童安宁舒缓疗护专科医护人员提供更高等级的专业训练,教育培训内容除包括第二等级的专业知识及技能外,另包含训练构建跨学科儿童安宁舒缓疗护小组的能力、协调小组成员间的沟通能力、主导提供患儿各层面需求的安宁舒缓疗护的计划及实践的能力、具备执行进阶研究及训练其他专业人员尤其是儿童安宁舒缓疗护专业人员的能力。

第六节 展望

医护专业人员在面对急重症患儿的严重病情且无法适时提供足够干预措施来缓解患儿的痛苦时，内心经常出现许多的内疚情绪。同时，面对焦虑的患儿家属，如何告知家属病情，如何缓解患儿家属的情绪焦虑，并且减少医护人员与病患家属之间的对应纠纷，也经常让医护人员感受到许多的压力。因此，需要进一步地探讨如何提升医护人员的照看态度。

提升急重症患儿及其家属的生活质量是施行儿童安宁舒缓疗护的重要目标，但由于现存许多阻碍，国内各地显著缺乏儿童安宁舒缓疗护。基于国内临床病患的需求，必须积极开展相关的研究来发展适合我国国情的儿童安宁舒缓疗护，未来的研究应聚焦于重症患儿的疼痛及症状管理的相关研究，确认推广安宁舒缓疗护的障碍因素并排除这些障碍，推动教育及提升医护人员的能力，并提升普通大众对于安宁舒缓疗护的认识。

第二章　围产期及新生儿期安宁舒缓疗护

第一节　绪论

随着儿童重症诊疗技术的快速发展，近年来新生儿的死亡率大幅下降，但对重症新生儿仍然要进行抢救才能挽救其生命。新生儿重症监护病房（neonatal intensive care unit，NICU）是拥有众多先进的监护仪器、急救设备及生命支持装置，运用专业理论知识、技术和方法，以救治各类重症及多系统功能衰竭新生儿为主的诊疗系统。然而，对于患有严重先天性畸形和极度早产的新生儿以及无法治愈的重症新生儿，虽然应用了高科技的医疗手段，但其病情依旧无法改善，而应用高科技医疗技术以及持续用药和抢救等方式延长生命，往往使婴儿无法获得临终的舒适，最终还是无法令其生存下来。当然，每个家庭都希望用高科技医疗技术挽救及延长新生儿生命，但这个过程对于家属和医护人员来说都是一次痛苦的经历，对于临终的婴儿更是一种折磨。

为了提高生存质量，近年来世界卫生组织提出对罹患不治之症或难以存活的患者实施安宁舒缓疗护是基本的人权。然而，由于受到旧文化或风俗习惯的影响，亚洲许多地区将婴儿离世视为家族厄运或者将谈论婴儿的死亡作为禁忌，围产期及新生儿安宁舒缓疗护在临床照护中没有得到充分实践，虽然实施围产期安宁护理及新生儿安宁舒缓疗护对于患儿及其家庭成员和医护人员来说非常重要。围产期及新生儿安宁舒缓疗护主要目标是能够减轻新生儿生理痛苦，同时也能舒缓家属生理及心理上的痛苦，并提升临床医护人员的工作信心，促进生命质量。

第二节 围产期及新生儿安宁舒缓疗护实践目标

一、发展历史及定义

（一）发展历史

有关围产期婴儿的死亡及其家属的权利问题，经过长期的努力，在2019年美国妇产科医师学会产科实践委员会和伦理委员会发布了一份关于围产期安宁舒缓疗护的声明，该声明得到美国儿科学会（American Academy of Pediatrics，AAP）和母亲胎儿医学学会（the Society for Maternal Fetal Medicine）的认可，通过提出医护人员需要向临终胎儿或婴儿的父母提供具有安宁舒缓疗护的信息，以便帮助父母做出选择，如终止妊娠和停止对新生儿治疗。当然，围产期婴儿安宁舒缓疗护的开展主要受两方面因素的影响：首先是产前筛查和诊断技术进展的影响，虽然产前技术在评估胎儿健康状况方面应用广泛，孕期的超声检查和胎儿诊断评估能够尽早发现胎儿的先天性缺陷，但胎儿缺陷的实际情况还要等胎儿出生后才能确定，产前对胎儿缺陷的认识让父母不知是该选择继续怀孕或者是计划性终止分娩，新生儿的预后也是未知的，家庭面临艰难的抉择，急需从医疗环境中获得支持；其次，个体追寻生活质量意识，也在影响安宁舒缓疗护的质量。

（二）围产期和新生儿安宁舒缓疗护定义

围产期和新生儿安宁舒缓疗护是对患有威胁生命的疾病、没有康复希望且伴随着多重生理功能障碍的胎儿或新生儿提供舒适性干预措施，让他们有尊严、没有痛苦地离世，以提高新生儿及其家属的生活质量，并为无法存活的围产期胎儿和新生儿家庭提供相关的安宁舒缓护理，使其缓解哀伤及恢复。其中围产期是指怀孕（妊娠）时间在28周后至出生后7天内，新生儿期是指出生后28天内。

围产期的安宁舒缓疗护（perinatal palliative care，PPC）是对胎儿被诊断为可能有生命危险的孕妇的护理，护理对象主要是该孕妇及其家属，倘若家庭决定继续妊娠直至分娩，那么将实施新生儿安宁舒缓疗护，为无法存活的婴儿提供舒适护理。新生儿安宁舒缓疗护（neonatal palliative care，NPC）为罹患无法治愈的疾病和有生命危险的新生儿提供支持性疗护，包括治疗性以及舒适性干预措施。新生儿安宁舒缓疗护与围产期安宁舒缓疗护的差异在于新生儿安宁疗护的主要对象是家属还是他们的婴儿，尤其强调在婴儿短暂的生命中提供温暖和希望，让家属在婴儿短暂的生存时刻，同时为出生"你好"和死亡"再见"的可能性做好准备。这是一个短暂得到而又不得不放手的痛苦过程，而围产期和新生儿安宁舒缓疗护是让服务对象慢慢地、温柔地放手，缩短他们痛苦的过程。

二、实践目标

（1）妊娠期间，从分娩到临终的过程，在社区或医院创造了一个连续的护理系统，为服务对象提供可及性的支持和服务。

（2）对于终止妊娠或将胎儿怀到足月的家庭，注重父母和胎儿的生活质量，并提供相应的疗护措施。

（3）试图保障临终婴儿能同家人一起，在一个温馨平静的环境中度过人生最后的几小时或数天，有尊严地体验短暂的生命。

第三节　围产期安宁舒缓疗护实践策略

一、服务对象

（1）宫外孕：胚胎植入子宫外。

（2）流产：妊娠小于或等于28周；怀孕早期。

（3）死胎：妊娠超过20周；怀孕后期。

（4）对患病或严重先天异常的婴儿应用高科技医疗，尽可能短暂延长其生命。

符合对象的筛选标准请参考第一章中儿童安宁舒缓疗护的适用对象，但具体的实践环节中，需依照患儿的医疗诊断分成四类：① 危及孕妇生命的状况，如宫外孕；② 早期已经死亡的情况；③ 病情逐渐恶化，没有治愈希望的情况；④ 病情逐渐恶化危及生命的状况。

二、确立医护相关重要决策

当患儿对于目前的救治手段及药物没有反应时，应该选择持续应用高科技医疗技术以延续生命，但要冒可能衍生后遗症的风险，还是选择采用更先进的医疗技术挽救生命？或者终止目前的治疗，改用温和舒适的干预措施接受生命终止的事实？这对于医护人员及患儿家庭而言，都是非常有难度且痛苦的医护决策过程。然而，确立医护决策是患儿后续照护计划的一个关键因素。

在临床实践中，当婴儿罹患无法治愈的疾病且器官功能持续恶化，死亡是不可避免的，延迟确立医护决策将导致患儿在临终前被迫接受毫无意义的急救措施，徒增患儿生理上的痛苦。同时，在患儿离世之后，家属目睹患儿因无效医疗导致临终前痛苦的经历，增加了家庭的痛苦，还会衍生患儿家庭的问题。此外，也有研究显示，当医护人员被要求为重症患儿实施无效或徒劳的治疗时，特别是患儿的重要生命器官已经出现无法挽回的病理变化失去正常功能时，这往往会导致医护人员产生罪恶感并丧失执业信心，甚至迫使医护专业人员产生职业倦怠，增加离职率。因此，高危患儿相关的重要医护的决策过程应以患儿的最佳利益为基础，同时考虑家属的意愿，协调进行决策；应用跨学科安宁舒缓疗护团队共同协助沟通，为家属及照护者提供情绪支持，帮助家庭度过这一困难时期，采用以家庭为中心的护理模式来预防和减轻痛苦、提供安慰。

三、确立过渡期及临终照护计划

在儿童舒缓疗护实践中，患儿的过渡期和临终期没有明显的界线。针对无法存活的胎儿或者存在严重先天畸形的胎儿，当确立医护决策后，医护人员必须介绍胎儿家人到围产期安宁护理的跨学科专业小组，跨学科专业小组与胎儿的家人协商，依照他们的意愿安排引产或者终止妊娠，其后迅速转至哀伤辅导，缓解家属丧失患儿的伤痛。如果胎儿出生时还有生命现象，可通过家庭会议决定确立患儿离世前的过渡期照护计划，即当确立医护决策将不提供积极救治计划时，高危新生儿可能需要离开重症监护室。在离世前，将根据家属的期望提供一个场所，让患儿及其家属可以休息及面对即将发生的死亡。跨学科安宁疗护小组成员将根据家属所期望的仪式，帮助家属满足愿望。

如果家属决定要将婴儿带回家中进行临终告别，社区医师及护士可以给予支持，帮助患儿舒缓地离世，并为家属提供情绪支持。具体实践中可依照家属的意愿，帮助父母亲及其他家庭成员与即将离世的婴儿道别，创造有关家庭活动的记忆，如给婴儿洗澡、穿衣服鞋袜或者起名字等。但是，大量的研究表明，不鼓励家属给婴儿喂大量的食物，大量喂食会导致呕吐及过量的体液，增加婴儿生理上的痛苦。如果母亲想亲自喂养母乳，则应予以协助，主要是因为母乳中含有的乳糖可以缓解患儿生理上的疼痛。在婴儿离世后，给家属提供足够的情感和足够的健康信息支持，尤其需要帮助母亲缓解产后不适，采取终止乳汁分泌等措施。

四、提供离世患儿家属的情绪支持

跨学科安宁舒缓疗护人员对丧子的家庭提供信息、情绪等心理支持是围产期安宁舒缓疗护实践的主要内容。家庭成员在经历围产期丧失婴儿或胎儿后，可能会觉得这次怀孕是"无效怀孕"。有些父母表示，因为属于"无效怀孕"，而得不到家人、朋友、社会乃至照护团队的理解与支持，父母往往会产生孤独感和被孤立感。而有些经历围产期丧子的父母通常会在失去孩子后的几个月内寻求家人和朋友的支持，以帮助他们度过这段困难时期。然而，朋友和家人往往不知道该如何向失去孩子的父母提供支持，加上长期悲伤，所以在怀孕早期的这些父母往往将心中那份丧失感压抑下来，无法向其他亲朋好友公开讲述他们内心的悲痛。学者称这种情况为"被剥夺权利的悲伤"，说明母亲经历孩子尚未出生就死亡的事件是一种极度痛苦的丧失体验。但是，由于死产被认为是一种无形的死亡，它发生在母体内，母亲的悲痛常被忽视，并剥夺了表达的机会。由于尚未出生，婴儿的存在被否定，母亲作为母亲的身份也失去了。此外，大量的研究表明，经历过围产期婴儿死亡的女性由于担心再次妊娠失败导致产生严重的焦虑等心理问题。

学者建议妇产科医护人员可以采取以下的措施来舒缓丧子父母亲的哀痛情绪：

（1）尊重父母亲的悲伤表达：尊重父母个别性和多样性的悲伤表现方式。

（2）提供不同的信息：以冷静、支持的方式提供客观信息。

（3）促进专业发展和支持：所有妇产及儿科护理人员都需要接受培训，并能够随时获得跨学科团队的支援和帮助，以确保他们能在面对围产期丧亲时提供良好的护理服务。

第四节　新生儿安宁舒缓疗护的实践策略

一、接受新生儿安宁舒缓疗护的对象

（一）染色体遗传异常新生儿

染色体非整倍体，预后复杂且危及生命；重度代谢、储存或线粒体疾病；重度骨骼发育不良等。

（二）器官系统存在严重问题的新生儿

重度中枢神经系统畸形（神经管缺陷）；缺氧缺血性脑病；1型脊髓性肌萎缩和强直性肌营养不良；大疱性表皮松解症；Potter综合征、胎儿羊水过少序列症、胎儿-新生儿慢性肾衰竭；伴有肠外营养依赖的短肠综合征；正在考虑进行多脏器器官移植（如肝、肠、胰腺）；胆道闭锁；肠全无神经节细胞症；复杂先天性心脏病，尤其是功能性单心室；体外膜肺氧合（ECMO）患者；重

度肺动脉高压；考虑心脏移植；先天性膈疝；严重肺发育不全；先天性中枢性通气不足综合征；窒息性胸营养不良；多器官系统衰竭等。

（三）感染和免疫紊乱的新生儿

围产期人类免疫缺陷病毒感染和获得性免疫缺陷综合征（HIV/AIDS）、严重联合免疫缺陷（SCID）、严重围产期单纯疱疹病毒（HSV）、巨细胞病毒（CMV）等。

（四）患早产并发症的新生儿

围生期妊娠；重度脑室内出血（IVH，IV级）或者脑室周围白质软化（PVL）；难治性呼吸衰竭；呼吸机依赖性BPD（支气管肺发育不良）；重度坏死性小肠结肠炎（NEC）伴短肠；肝衰竭等。

（五）对重症监护措施无反应的新生儿

尽管采取了所有适当的措施，但病情仍恶化，或者会有危及生命的急性事件。

二、新生儿安宁舒缓疗护的特点

（一）超长住院期

新生儿由于生活在PICU（儿科加强监护病房）或NICU（新生儿重症监护病房），他们需要全天候照顾，并对医疗设备长期依赖。

（二）电子通信工具的使用

电子通信工具的开发及使用便于家庭了解其婴儿在NICU的状况。父母每天可以通过仪器图表观察患儿的生命体征和精神状态，看到婴儿病情变化，了解到患儿的情况，尤其当患儿对干预无反应时，父母看到这一现实情况，可能会考虑采用安宁舒缓疗护。并且这种工具可帮助父母与医疗团队就是否接受安宁舒缓疗护和放弃使用高科技医疗干预等挽救生命的决策进行沟通。

（三）困难的伦理决策

医护人员必须理解安宁舒缓疗护适用对象的纳入标准，给患儿家属提供有关病情的信息，帮助他们进行决策。新生儿的护理伦理决策是指由医护人员和患儿的家属一起依据患儿的病情讨论，让患儿的家属决定是否采用治疗性干预措施。临床专家建议，整个决策过程应该通过跨学科安宁舒缓团队所有成员和家属之间的合作来促进目标的实现。最初，医护团队可能会先采取高技术含量的干预，比如应用高频率呼吸机或一线急救药物，以便有时间对婴儿进行评估并确定治疗方案，然后再分阶段采取第二次和第三次的侵入性治疗干预，倘若患儿对于这些治疗性干预措施没有产生预期的效果，医护从业人员会感到失望及挫败，进而感觉难以跟家属讲述实际病情变化，而缺乏足够的沟通，将很难改变预定的疗护目标。因此，跨学科安宁舒缓疗护工作小组应在高危婴儿护理工作初期，组成专业照护的医护人员团队。有研究显示，高危新生儿从一出生就在新生儿重症监护室接受积极的救治，随着病情变化，家长的心情及感受就像坐过山车一样。因此，坦诚地告知家属患儿的病情及预后是最好的帮助。此外，也需要理解家属的过度期待，对家属来说理解预后不佳需要一定的时间。因此，建立良好的沟通可以让家属感受到医疗团队的支持及帮助，减少家属的孤独感。

三、构建跨学科新生儿安宁舒缓疗护小组

针对无法存活的新生儿或存在严重先天畸形的新生儿，在确立医护决策后，医护人员必须介绍家属到跨学科专业小组，通过跨学科小组与家属协商，当家属理解高科技医疗并不能缓解和治愈患儿的病情时，团队应该及时提供给家属有关替代现行无效性治疗措施的选项，并且通过家庭会议协助家属表达意愿并进行选择，选择时应该以高危新生儿的利益为主要依据。也就是说医护人员及家属在做决策前，必须清楚采取终止积极治疗或不施行治疗性干预措施的前提是确认现行治疗措施是无效性干预措施，目前的治疗无法挽救患儿生命或者阻止多种重要器官的失能，同时还要考虑减少患儿接受持续无效性治疗所带来的痛苦。

四、新生儿安宁舒缓疗护的实践措施

（一）决定过渡期的照护计划

所谓过渡期，是指当确立医护决策后，高危新生儿可能需要离开重症监护室至临终前的一段时间。在此期间，将依据家属的期盼提供一个可以让患儿及其家属休息以及面对即将发生的死亡事件的场所。医院可以依据家属的要求，帮助实现他们的愿望。许多家庭可能会选择过渡到新生儿收容所，国内部分儿童医院及民间机构提供场所让患儿与其家属团聚和告别。如果新生儿暂时存活下来，无论预期寿命有多短，有些父母可能希望带着孩子回家，最常见的护理环境是家庭。因此，临终关怀中心应允许家庭成员和婴儿入住，直到婴儿离世，如儿童舒缓治疗活动中心及"雏菊之家"。

（二）选择好离世的地点，提供连续性的支持服务

离世地点应该选择一个私人的、隐秘的空间。依照计划给患儿提供足够的舒适干预措施。安宁舒缓疗护措施主要采取足够的症状管理，减少患儿生理上的痛苦，并以此舒缓患儿家属的痛苦。有效的新生儿临终舒适干预措施主要包括疼痛药物管理措施、宁握护理、袋鼠式护理、口服少量蔗糖溶液或者给予吸吮母乳、提供舒适卧位及温暖安静的环境。其中，袋鼠式护理及吸吮母乳可以提供给母亲及婴儿一个安静温馨的临终时刻，对于缓解父母亲的哀痛具有积极意义。依照计划提供家属专业服务，包括：情绪支持，帮助家属与患儿道别，以及依照家庭的风俗习惯协助家属提供临终护理及丧礼仪式。这些干预措施能够减缓新生儿承受的生理痛苦，同时缓解家属的焦虑情绪，让患儿家属得到心理安慰。

（三）协助接受进一步检查或者器官捐赠

部分患儿的家属可能会希望获得进一步的相关诊断依据，需要协助保留检验结果，并协助接受进一步的检查。例如，父母提出要求，进行胎盘组织和细胞遗传学检查、脐带血或成纤维细胞培养的皮肤活检细胞遗传学检查、X光照片、遗传学家的尸检等。这些通常需要提前计划，但必须在患儿离世后进行。

例如，皮肤活检应在死亡后数小时内进行，其他检查可能因为各种原因延迟几个小时或一天，但这不会对其检查结果产生重大影响。

如果父母亲同意捐赠婴儿的器官以挽救其他的患儿或者进行医学研究，跨学科安宁舒缓疗护小组成员需要帮助家属完成他们的愿望。

（四）创造记忆

提供亲密无间的空间，鼓励父母抱婴儿、给婴儿洗澡、给婴儿穿衣服、与婴儿交谈并使用婴儿的名字、将婴儿介绍给大家庭、记录与婴儿间的互动等。当婴儿死亡时，给父母一些纪念品，如照片、手印或脚印，或者是特殊的衣服或毯子，创造孩子到来过的记忆，缓解哀伤。

（五）婴儿离世后提供给家属的支持

家庭丧亲后悲痛情绪的评估主要包括：① 对过去丧亲的经历进行评估，包括评估丧亲事件类型（自然流产、人工流产、死胎、新生儿死亡等）、事件发生时间，分析个人及家庭对于该事件的应对策略、是否顺利度过悲伤期等；② 妊娠期的亲子关系，包括父母对孩子情感投入的程度、妊娠分娩的决定（计划内妊娠还是计划外妊娠，是否想要保留孩子）、妊娠和孩子对于家庭的意义、父母对孩子的期待等；③ 此次丧亲事件，包括事件发生的时间（事件是突然发生的，还是意料中的，或者是有预兆的）、家庭成员对于事件的看法、丧失的类型与严重性等，向母亲提供停止母乳分泌的有效方法及产后恶露的护理等；④ 文化影响，评估不同文化背景中对丧亲悲伤行为的接受程度等；⑤ 社会支持，评估家庭支持系统，包括朋友、宗教、社区、团体等，评估家庭成员之间相互支持的情况、家庭经济状况、应对能力等。

根据评估结果，确认家庭成员的悲痛程度，提供随访和持续性情感支持。许多父母期望能够得到持续性的支持，专业人员应该和孩子父母协商制订出院后的随访计划，包括随访的时间、地点、频率等，应根据父母需要制订个性化随访方案，内容通常包括各种检查结果的解析、胎儿死亡原因的探讨、下一次妊娠计划、可能需要进行的下一步治疗和评估等。

五、新生儿安宁舒缓疗护的照护实践路径

新生儿安宁舒缓疗护的照护实践路径详见表 2-1：

表 2-1　新生儿安宁舒缓疗护标准实践路径

安宁舒缓疗护实践标准	实践方式及理由
分享重要信息	医护人员应以尊重、诚实和同情的态度与每个家庭在私下讨论他们孩子的预后，并且应使用家属能理解的语言向他们提供信息。
回家计划	对于每个新生儿和家庭，都应该商定一个转移计划，主要包括护理人员、医院、社区服务和临终关怀服务等；并在出院前向家庭提供必需的资源。
家庭需求的多学科层面的评估	每个家庭都应在新生儿被诊断出有生命危险或者生命受到限制后，尽快接受多学科层面的需求评估，并了解需求的变化。
跨学科安宁舒缓疗护计划	为家庭制订个性化且家庭成员都同意的多学科护理计划，以便提供协调护理和支持，满足他们每个人的需求。
实施新生儿安宁舒缓疗护干预措施及持续丧亲之痛的情绪支持	在护理过程中提供丧亲支持，并在婴儿离世后持续提供。

第五节　实践安宁舒缓疗护的挑战

一、围产期安宁护理的挑战及其对策

（一）围产期安宁疗护面临的挑战

1. 医疗环境

传统文化观念中，产房及重症监护室都秉持着促进成功分娩和拯救生命的

理念，人们回避死亡问题。尤其是医疗环境中，大多数医护人员认为，照顾和帮助离世婴儿的父母对医护人员来说是困难的、有压力的。

2. 家庭的期望

围产期婴儿离世违背了现代对妊娠健康结局的期望，已被证明与任何其他类型的丧失亲人一样影响深远和重要。每个家庭都希望生出健康婴儿，并为此制订了计划和设定了现实的目标，难以接受其他意外情况的出现。

3. 人力和财力资源的缺乏

临床实践中，医院整体人力资源不足，导致很多医院实施安宁舒缓疗护人员缺乏，并且缺乏足够的经费支持，难以开展安宁舒缓疗护人员的专业培训，更难以创建能够开展实践活动的环境。

（二）围产期安宁疗护挑战的应对策略

1. 医护人员的教育

医护人员必须接受相关知识、技能和理论的培训，以便获得足够的信心，相信自己有能力提供充分和适当的护理。工作人员的教育和培训帮助团队成员认识到这些父母可能遭受的痛苦，并了解可利用的照护资源。临终关怀和安宁舒缓疗护服务最好在安静的环境中提供，这需要家庭和团队的所有成员都同意此项护理计划。推广围产期安宁舒缓疗护，获得社会大众及医护专业团队的支持。

2. 家长教育

为了让父母能够对自己和新生儿的护理做出一致的决定，他们必须全面了解新生儿的实际特征，且清楚可能出现的短期健康问题和长期并发症的预后。针对孕妇或希望怀孕的妇女提供教育计划，包括准确讲解胎儿发育、健康存活所需时间以及针对待产父母的相关医学术语。通过宣教将减少那些对存活率低的新生儿进行复苏和医疗救治的家庭数量。

3. 伦理和法律方面的提升

美国《国家共识项目质量姑息治疗临床实践指南》（*National Consensus*

Project for Quality Palliative Care，NCP）强调在相关法律和医疗体制允许范围内，应尊重患儿家长的目标、喜好以及决策，应推进伦理原则的应用以及相关职业道德标准的制订。当母亲选择终止妊娠时、对其"孩子"进行安宁舒缓疗护时，抑或婴儿离世时，团队成员都应遵循知情同意、真实性、无害性以及保护性等伦理原则。应在知情同意基础上，进行全方位、全范围的协商决策，包括终止妊娠、产后治疗、安宁舒缓疗护及胎儿干预等。随着国内经济迅速发展及民众的知识的提升，目前国内对于围产期安宁疗护的需求正逐渐增加，同时也有学者呼吁改善法律及相关的医疗体制，以便促进临床实践以及为孕妇及其家属提供围产期安宁疗护。

二、新生儿安宁舒缓疗护的挑战及其对策

（一）与社会及家属要求有关的挑战及其应对策略

1. 社会大众普遍想法因素

社会文化是影响安宁舒缓疗护开展的因素之一，一方面，受"重生忌死"传统文化观念的影响，加之我国安宁舒缓疗护起步较晚、死亡教育较少，人们对死亡缺乏正向的认知；另一方面，新生儿离世通常被认为是一种非自然的、"不应有的死亡"，这也是我国安宁舒缓疗护发展"重老轻幼"的原因之一。

2. 家属要求

家庭的文化背景、经济水平、宗教信仰、怀孕经历等因素也影响着停止生命维持治疗的决定。当明确患儿预后不佳或者伴有严重影响生存质量的残疾时，若父母不能在经济上或情感上为孩子提供支持，那么终止治疗并实施安宁疗护对患儿及家庭而言可能是更好的选择。但是，如果患儿父母有不育、反复流产、试管婴儿等妊娠史时，孩子可能会被认为更"难得"和"珍贵"，家庭更倾向于积极治疗来挽救患儿生命。

父母和医护者之间的冲突常发生在以下几个方面：护理方面是否积极治疗、停止生命支持、签署尸检或器官捐赠文件以及安排葬礼。对一些父

母来说，孩子的离世是出乎意料的。对许多父母而言，在他们面临危机时，信息沟通这种方式是无济于事的，由于不熟悉医疗术语或者认知差异，许多家长不理解医护人员对孩子的治疗和病情的解释，因此经常导致沟通上的冲突。

（二）与临床医务人员有关的挑战及其克服策略

1. 医护人员的普遍想法

对于新生儿重症监护室的医护人员来说，照护临终新生儿是一件压力非常大的工作，容易引发工作上的挫败感及负面情绪。探讨其中的原因，主要是目前的学校教育及临床培训的重点是如何抢救及治愈生命，而患儿的离世被视为医疗的失败。

在新生儿重症监护室提供临终护理对于医护人员来说是一种压力，而安宁舒缓疗护方面的教育和必要技能发展不足、人员配备不足、时间限制和缺乏管理支持等原因都会加剧这种压力。

2. 应对技能

为了提升临终护理的质量，临床医护人员需要在沟通、悲痛管理、积极思考及个人情感保护方面获得适当的培训和技能。这通常可以通过特定的培训、事件后的任务汇报或者寻求同伴的支持来完成。

3. 教育和培训

新生儿科医护人员可以在支持弱势患者群体及其父母和家庭的需求方面发挥关键作用。解决这些问题的最好方法是通过调动新生儿科护士的参与意识，将新生儿安宁舒缓疗护从理论构建转变为一种被接受和支持的护理模式。而要成功实施安宁舒缓疗护，医疗保健团队成员必须经过适当的教育和培训并拥有必要的技能。

4. 临床上医护同人的沟通冲突

基于不同的态度，医护人员对治疗性干预措施或姑息性干预措施方面有不同的看法，而冲突的产生往往是由个人的价值观和对于新生儿安宁舒缓疗护的认知程度不同所导致的。研究显示，通过提供跨学科新生儿安宁舒缓疗护教育和培训，参与跨学科新生儿安宁舒缓疗护工作小组的所有成员可以获得知识，并在照护小组成员中形成相近和一致的照护信念及态度。

第三章 儿童安宁舒缓疗护实践中的沟通

第一节 沟通的概念和形式

一、概念

沟通是人与人之间、人与群体之间思想与感情传递和反馈的过程,以求思想达成一致和促进感情。长期以来,沟通是良好医疗护理服务的基础。善于沟通被认为是加强儿童安宁舒缓疗护工作的重要因素之一。为了做好儿童安宁舒缓疗护工作,工作人员必须具备较好的沟通能力及技巧,以促进沟通和提高彼此的生活质量。

与儿童安宁舒缓疗护相关的沟通内涵包含以下三个方面:沟通对象、沟通目的与内容、沟通方式及技巧。沟通对象包括跨学科安宁舒缓疗护小组成员、主要提供疗护的医护人员、患儿及其家属。沟通的主要目的和内容包括:讨论病情变化,告知坏消息(预后不佳,即将面临离世),重新拟订未来照护计划(是否采取终止积极治疗计划,终止积极治疗后的照护计划,是否采取儿童安宁舒缓疗护),如何建立预立医疗照护计划(pediatric hospice-palliative care advance care planning;Pediatric-ACP),为患儿开启家庭会议,拟定措施以便达到患儿及其家属的期望或计划临终时的照护。为了实现以上的沟通目标,儿童安宁舒缓疗护跨学科小组成员均需要接受培训,并熟练应用沟通技巧以促进小组成员、家属成员及患儿之间诚挚温暖而尊重地沟通。

二、沟通在舒缓疗护中的重要性和目标

与儿童安宁舒缓疗护相关的沟通较为复杂，且包含不同对象的心理状态及影响因素，一般建议由跨学科儿童安宁舒缓疗护小组成员合作完成。患儿、家庭与跨学科团队成员之间有效沟通，是提供有效舒缓疗护的一个关键性因素。照顾患儿是一次家庭经历，尤其是在患儿的生命后期。在舒缓疗护中，沟通在提供必要的医疗信息和选择方面起着重要作用，从而使儿童和家庭能够做出明智的决定。

目前，大量的研究结果表明，与重症患儿及其家人进行临终护理沟通是有益的。首先，护士可以与患儿讨论相关护理问题，进一步明确护理目标，提高患儿对护理的满意度。其次，临终护理沟通也影响了随后的治疗方案。最近一项前瞻性研究发现，跨学科安宁舒缓疗护小组成员和家属在患儿离世前进行临终护理讨论可以促使患儿在离世前接受的积极性医疗干预减少。从理论上讲，患者在临终时若接受较少的治疗性干预，将显著地提高患儿的生活质量，改善亲属的情绪和提高其生活质量。

第二节 医护人员与患者间的沟通障碍

早期的沟通可以促使患儿与家属充分利用患儿有限的生存时间，让家属提早做好接受孩子离去的准备。Kopelman 分析了医护与患儿家属间影响医护决策的沟通障碍，常是医护人员与患儿父母对治疗计划有不同的看法。Weissman 整理出六种沟通障碍：① 医生主张积极治疗，但家属却反对，常常是医师坚持立场所导致的；② 缺少与家属讨论实际治疗状况的沟通；③ 家属担心希望破灭而不愿意讨论真实的预后；④ 误认为限制治疗干预措施违反医疗道德；⑤ 医护人员不太了解安宁舒缓疗护，担心遭遇法律诉讼；⑥ 认为患儿死亡是医疗的失败。

另外，还有四种沟通障碍存在于父母亲要求积极治疗中，而医师却认为积极治疗是无效的。其中，沟通障碍主要是基于父母对整个诊疗过程中的关于治

疗缺乏讨论、恐惧和内疚、文化价值观的差异以及对医疗系统的不信任。上述问题都说明医护人员与患儿家属之间首先需要在互相尊重及信任的基础上建立良好的专业关系，再进行沟通，以达到预期的沟通效果。

第三节　儿童安宁舒缓疗护实践中的沟通过程

一、家庭成员和跨学科团队之间的信息交流

Feudtner 提出协作性沟通是实施重症患儿的安宁舒缓疗护的沟通特点之一。协作性沟通是结合跨学科安宁舒缓疗护小组成员、家属成员及患儿（心智发展足以表达个人情感，需要共同沟通以促进问题的解决），设定决策及阶段性医疗照护计划，在疾病进展及相关治疗过程中提升患儿及其家属的舒适感。协作性沟通强调在沟通过程中，满足不同个体的需求，如健康照护人员、患儿和家属的需求。

（一）跨学科团队沟通和协作需要完成的任务

通过持续评估，确定患儿和家庭的需求。与跨学科团队召开家庭会议协同决策。在此过程中，护士应建立个性化护理目标，并根据儿童和家庭不断变化的需求和整体状况调整护理计划，而一个好的计划可以提高儿童和家庭的满意度和舒适度。制订任何计划都需要了解孩子的疾病状况和预后情况，护士需要清楚地了解孩子和家庭的期望以及医生和家庭的护理计划，以便提供优质的护理。疾病可以加强家庭关系或暴露弱点，有矛盾的家庭关系（如暴力、虐待、离婚和分居）将难以应对负面情绪、愤怒和内疚。所以，在沟通中，应确定患者或家属的沟通方式。

（二）协作性沟通过程中的注意事项

进行协作性沟通会议前，需建立沟通目标，以便让每个参与的成员了解此次会议的目标，并且共同努力协商达成一致性目标。让参与会议的成员建立一

个互相尊重同理的关系，充分理解对方不同的观点。协作性沟通可以让参与者最大限度地确认彼此的想法。会议主持者需要组织参与者之间发送及接收信息的过程，建立一个富有成效的沟通过程可以促进沟通目标的实现。

（三）协作性沟通的过程

应用解决问题的方法，建立决策过程。协作性沟通会议将应用访谈的方法来引导所有成员进行逻辑性和理性思考，共同寻思解决问题的方法及达成决策。沟通过程中，每个人解决问题都存在习惯性思考和情绪反应，协作性沟通会议主持者需要与受过心理学训练的专家合作调和冲突。在与跨学科安宁舒缓疗护小组成员进行协商后，举行家庭会议，而开启会议前，必须设定计划，确立会议主题，以便通过会议达成共识。会议结束后，根据会议所建立的共识及照护计划开始实施。

二、与患儿的沟通

（一）如何和患儿沟通"死亡"

当患儿罹患无法治愈的疾病时，医护人员及家属往往不知如何回应患儿的问题，如何帮助患儿适应。由于需要保护患儿不受过度害怕或挫折的影响，往往不告诉患儿实际的病情，受传统文化家庭成员等级的影响，往往由年长的家庭成员决定是否告知患儿病情。事实上，随着病情的加重，患儿可能会更加敏感，感受到这次生病的体验与过去不同，感受到症状无法缓解且自己很容易疲倦。如果继续对患儿隐瞒病情，经常会让孩子感觉到"被隔离"。另一个重要的沟通主题是如何告诉患儿他即将面临"死亡"的实情。过去的研究显示，如实地告诉患儿实际病情及讨论临终的照护计划，将会给患儿带来影响。

当临终患儿知道他发生什么了以及他即将死亡，往往有助于其了解自己的预后，可以让患儿与照护者在有限的时间里按照自己及家人的喜好制订计划。跨学科安宁舒缓疗护人员必须提醒家属，不论是否有人告诉患儿，临终患儿都知道他即将死亡。提供有关儿童对现实及生理上的死亡概念的具体信息将促进患儿对实际情况的理解并说出自己的愿望。

倘若患儿不知道自己的实际病情，他常常感到孤单。研究显示，主治医师并不是与患儿谈论死亡的最佳人选，建议通过玩游戏、画画及谈论梦想，或者提及家庭成员或朋友的死亡来告知患儿。同时，我们也须注意许多儿童可能不愿去谈论死亡。根据皮亚杰的认知理论，2岁以下的儿童对死亡没有概念，2—7岁认为死亡是可逆转的短暂分离；7—11岁的儿童理解死亡是无法可避免的。儿童充满幻想，他们可能将死亡拟人化，认为只有被"恶魔"抓到才会死。建议照护者在患儿主动提及"死亡"时再与患儿讨论这个话题。照护者需要接受患儿对于死亡的恐惧，并帮助他们澄清错误的想法（例如，生病是对做错事的惩罚，死亡是被遗弃或者被"恶魔"抓走的迷思）。

（二）与患儿讨论"死亡"的措施

与患儿主动讨论，接受患儿不愿谈论死亡的恐惧感，并且帮助他们减轻情绪反应以及死亡而产生的退化性行为和分离焦虑。向他说明无论大人或小孩，每个人面对死亡时都可能会恐惧。照护者必须具有敏锐察觉孩子的心思与反应的能力，能够直接和清楚地描述其疾病及死亡，了解孩子的完整的生命史，帮助他找到被爱的感觉和意义，陪伴是最主要的照护。与患儿沟通的目标是为了满足患儿的需要，而不是专业照护的常规标准。

对于较大年龄及青春期的患儿，他已经理解死亡是永久的消失，当他有需求去计划或理解自己是因病死亡时，照护者可以通过跨学科儿童安宁舒缓小组工作成员中的儿童心理学家来协助患儿与家属在有限的时间内共同制订计划，帮助家庭和孩子感受到希望，以便实现他们的愿望。

三、与患儿的兄弟姐妹的沟通

患儿的兄弟姐妹经历了患儿的患病、繁杂的检查及治疗和抢救过程，还有可能经历失去兄弟姐妹的丧亲之痛，这些家庭的危机都可能导致患儿的兄弟姐妹感受到被孤立和遗弃，甚至会让患儿的兄弟姐妹产生罪恶感，误以为是因为自己做错什么事而害了患儿。

许多研究表明，患儿的兄弟姐妹在孩子生病期间会产生严重的焦虑和压力。他们面临失去兄弟姐妹，失去他们所认识的家庭以及父母关注的危险。他们可能会感到内疚、羞愧和责备。他们还可能经常担心自己的健康状况，在社会上被孤立。反对谈论死亡的禁忌在亚洲非常普遍，年幼的孩童讨论死亡是不吉利的，会带来坏运气，因此家里其他孩子没有机会谈论死亡，重症的患儿会被隔离。如果不给患儿的兄弟姐妹机会跟患儿道别，将会对患儿的兄弟姐妹造成长久的心理伤害。跨学科安宁舒缓疗护小组成员必须提供以家庭为中心的照护，除了帮助患儿，患儿的兄弟姐妹及同龄的朋友都需要一个表达他们悲伤的机会，在适当的时候，鼓励兄弟姐妹参加由跨学科团队成员与家庭成员举办的家庭会议，或者在患儿住院时进行探视，给他们与患儿道别机会。

第四节 影响沟通的因素

与成年患者相比，大部分家庭成员和社会公众更难以接受儿童重病或死亡带来的极度悲痛。在沟通过程中，每个人对幼儿身患绝症或死亡的感受、价值观及信念态度都影响着沟通的效果。影响儿童安宁舒缓疗护的因素如下：

一、医疗因素

疾病发展具有不确定性。疾病轨迹和预后的不确定性常常被临床医生作为避免临终护理讨论的一个原因，特别是对非恶性有生命危险的疾病。医生害怕破坏希望或者造成伤害。许多临床医生避免与病人和家属进行沟通，因为他们害怕破坏病人及其家属的希望或者对其造成伤害。

二、患儿认知发育水平

患儿的年龄和发育水平会影响他沟通和理解的方式以及别人对待他的方式。在一个患儿的家庭中，家庭成员有不同程度的理解。兄弟姐妹的存在对家庭沟通方式有很大影响，从而影响团队对待这些孩子的方式。此外，祖父母也可能在家庭内部与跨学科团队的沟通中发挥着更重要的作用。家庭成员可能会以不同的方式解释从医疗团队收到的信息。即使在思想最开放的家庭中，与家庭讨论孩子的疾病或死亡也可能非常困难。

三、沟通技巧

家庭成员的死亡对于患儿及其他的孩子可能是一种新的体验，现有的应对策略可能没有帮助。尤其是过去与死亡有关的经历可能影响应对和沟通。应对这种困难的经历可能需要寻求新的应对策略。亲人即将死亡的危机会影响家庭成员听取和理解信息的能力。理解和沟通能力可能会受到认知、语言障碍损害、医疗干预、疾病过程和先天条件的影响。某些文化中的沟通模式或实践也可能是一个影响因素（即由谁先说话、做决定、与医务人员沟通）。

四、家庭因素

（一）缺乏社会支持

如果缺乏支持，家庭成员可能会感到痛苦和压力。无法全身心投入照顾生病的孩子，可能会给家庭照顾者带来痛苦，孩子可能感到被遗弃和被孤立。由于医疗费用和收入来源的损失而引起的经济问题可能会给家庭带来额外的负担，这影响家庭成员参与谈话的意愿或有效参与的能力。

（二）家庭成员处理信息存在差异

患儿和父母的教育水平和阅读能力决定了对疾病的潜在影响的理解和对治疗做出明智决定的能力。大量的医疗信息、多个医疗服务提供者、复杂多变的治疗方案以及医学术语的使用都会导致信息过载。

（三）家庭对于变故缺乏足够的调适力

在重病期间，家庭成员的角色以及对死亡的预期将发生变化，过去的应对经验可以预测个人将如何应对新情况。患者和家属可能希望"隐藏"有关预后的信息以保护彼此。然而，在生命的最后阶段，文化背景、个人心理防卫机制及应对技能可能会影响到沟通，需要相互尊重和理解。在讨论治疗和预后时，跨学科安宁舒缓疗护小组成员应协助患儿及家庭建立适合于他们家庭功能的调适机制,并鼓励家庭成员坦诚相待。告诉患儿真相也是很重要的。

五、跨学科儿童安宁舒缓疗护工作人员的影响

培训不足会导致专业人员知识、态度及信念的缺乏。许多研究表明,跨学科儿童安宁舒缓疗护工作人员的专业知识、态度和信念均会影响他们对于重症患儿及其家属的照护质量、沟通能力及专业决策能力,可能让患儿及其家属失去获得高质量的临终舒缓疗护的机会。有研究显示,对儿科医生来说,最困难的事情是跟家属说明有关患儿病情恶化的消息。也有研究报告发现,在儿科医生告知家属坏消息的时候,经常会遭到患儿家属的刁难和暴力。同时,也有许多儿科护士表示面对患儿的离世经常会有挫败感。这些研究结果都说明了照护临终患儿的困难及沟通上的困境。儿科医护人员缺乏关于儿童安宁舒缓疗护的舒适措施、情感支持和与沟通相关的知识及技能,这将会影响他们个人对照护专业的信念及态度。

跨学科儿童安宁舒缓疗护小组成员之间也需要构建适当的合作和沟通模式,参与会议的专业人员及会议负责人将由会议的主题决定。小组成员之间不恰当的合作关系或不良的沟通均会影响医疗和护理质量。

第五节 安宁舒缓疗护中的沟通技巧

一、沟通的形式

沟通的形式主要有两种,分为语言性沟通和非语言性沟通。沟通的过程还包含倾听和语言或非语言信息的接收。

(一)语言性沟通

语言交流是人类互相交换信息最基本的方式。语言性沟通可以采取书面语言和口头语言等不同形式。口头交流在"护患"交往中应用较为广泛,应注意

语言的语气和音量。书面语言沟通主要用于"护患"之间的健康宣教资料以及医护人员之间的医疗文件等方面。即使是受过高等教育的人也可能在理解"医学术语"方面有困难,因此要注意使用通俗易懂的语言。对于医护人员来说,学习用通俗易懂的语言向家属及患儿解释病情变化是很重要的。

(二)非语言性沟通

非语言性沟通是运用身体运动、姿势、表情、眼神和触觉等进行的沟通。它可以是有意识的或无意识的。非语言性沟通的主要目的是表达感情,维持自我形象,验证语言信息的准确性,调节互动,维持"护患"关系。比如,开展医疗团队的非语言交流应该注意倾听,或者用眼神交流和触摸(在文化上合适时)。非语言性沟通主要有以下几种形式:

(1)肢体语言:通过人体运动所表达出的信息,如面部表情、步态、手势等。

(2)空间效应:对人们交流时的空间和距离的理解和应用。个体沟通交流时的空间和距离影响个体的自我暴露程度及舒适感。例如,应用电话或视频的方式进行沟通。

(3)反应时间:反应时间的快慢可反映出交流的真诚程度。

(4)环境因素:影响人们传递信息和舒适程度的因素,如光线、噪声、室温等。

(5)儿童非语言沟通形式主要是游戏。游戏是儿童的通用语言,是我们与其沟通的一个重要形式。做儿童游戏是一个建立信任的过程,这让我们有机会进入孩子的世界。进行适当的游戏能够让孩子学习新概念、表达感情及掌握不熟悉的角色和技能。它是一种创造性的技能。除此之外,当然也有艺术、故事、绘画、电影。对于孩子来说,可以通过艺术或游戏进行沟通和表达自己,因为孩子有时会感觉跟玩具或假想的小朋友讲述自己的想法会更容易。还可以尝试以绘本或电影为话题讨论生存和死亡的话题。

(三)倾听的技巧

语言沟通是人们交流信息的最基本的方式,而倾听则是获取对方信息的最基本和重要的方式,所以倾听是沟通的前提和必要的保障。虽然倾听是交流的关键，但语言有助于澄清问题，给予安慰和理解。记住关键词或短语可能对总结自己的理解是有帮助的，例如："让我再确认一下我是否理解你所说的。"一旦你问了一个问题，就要认真倾听，不要在孩子或家人回答问题时就考虑下一个问题是什么。

在沟通中我们要注意以开放的心态倾听，在听者在场时需要敏感地倾听，不仅仅是身体上的，还要有精神上和情感上的感受，但通常需要保持沉默。倾听的五个步骤中的每个层次都需要更多的精力和投入。你一定要听到别人在说什么；如果不确定是否理解，则需进一步澄清；保留信息，即记住所说的话；分析信息，即展现温暖和表达同情。

在实践中，我们经常和患儿和家属谈论一些棘手的问题，找到解决问题的方法对我们来说很重要。然而，很多时候，人们往往只想要被倾听，他们需要我们倾听并"见证"（表示有人可以体会他的经历及感受）。倾听是一门艺术。在开始与孩子或家庭成员交谈之前，必须考虑一些问题。选择合适的时间和环境，比如现在是谈话的好时机吗？如果是这样的话，确保患儿和家人都处于一个舒适的环境当中。倾听时坐在同一高度。选择会谈的时间及地点时，应该考虑到患儿的生理及心理的舒适度和家属的时间及舒适度，在进行长时间的谈话之前，先征得他们的同意。患者和家属可能会感到信息过多。护理人员可能会感到疲惫，对本次交谈准备不足。在交谈前先进行评估，预料可能会说什么，耐心倾听，直到谈话中断，然后再说话。

鼓励孩子或家庭成员交谈，这可以通过使用简单的技巧来实现，常用的技巧有点头，如"告诉我更多"，或者提出开放式问题。例如：这对你意味着什么？重复他们最后一句话中的2—3个词。"……你对诊断结果感到震惊"，要学会反思。"如果我明白你在说什么，你会感觉到……"沉默与非语言交流，沉默并不总是意味着这个人不想说话，这可能意味着他们在思考一些痛苦或敏感的事情，让时间在沉默中逝去。有时候你可能不知道该说什么，保持亲密有时比言语更能给人安慰，你的存在是一种重要的力量。幼儿经常以"爆发式"的方式进行交流。大多数幼儿不会进行冗长、困难的对话，经常以沉默或玩耍的方式进行言语交流。可以练习"保持沉默"，从1慢慢数到10，看看已经过了多少时间。不要害怕承认你的感受，说"我不知道该说什么""没什么好说的"这样的话是可以的，因为病人感觉到护士不舒服的时候会感到轻松，这也减轻了护士的压力，因为他们不必知道所有的答案。许多患儿或家庭成员会问："为什么会发生这种情况？""我不知道。""我希望我有一个答案，但我没有。""这对我来说也很难理解。"在讨论这个问题时，如果个人可以接受的话，触摸或握住他们的手可以帮助他们知道，虽然我们什么都不知道，但我们可以看到他们的痛苦并给予关心，并可以承认他们的感受。

舒缓疗护中的沟通技巧总结：① 与孩子和家庭建立信任至关重要，这可以通过鼓励他们交谈，倾听他们的意见，并表示尊重，而不强迫他们仓促做出决定。② 提供指导，比如，"我很抱歉，我有一些不好的消息和你分享"。③ 承认他们可能表达的情绪，比如，"我可以看到这让你很不安"。④ 使反应正常化，探索情感反应，比如，"任何人听到这个消息都会感到不安"，采用"你最担心的是什么"等语言。⑤ 移情，比如，"我无法想象这是多么令人难以接受"。⑥ 保持沉默，患者或家属收到坏消息后，要准备好保持沉默，坐着不动一般是不舒服的，但是，这给了他们时间来处理他们听到的消息，不要试图用更多的医学事实或未来的诊断测试等来打破沉默。

二、沟通障碍及其对策

（一）医务人员沟通的障碍及其对策

医护人员在沟通中面临的主要挑战可能包括以下几个方面：① 害怕或者缺乏信心，缺乏传达坏消息的训练，害怕患儿的死亡，害怕表达自己的情感如流泪，害怕不知道问题的答案，因为医护人员需要对患者负责，社会对治疗往往有不现实的期望，因此医生害怕被指责，害怕"失败"，感觉自己像个失败者。② 缺乏对死亡相关问题的处理经验，在谈论预后和临终问题时，医护人员缺乏面对患者和家人的信心，不知道如何对所讨论的信息做出反应，以及在疾病过程中何时讨论预后和临终信息是合适的。③ 患者和家属不愿谈论：对儿童和家庭文化缺乏了解，对孩子临终目标、愿望和需求缺乏了解。

各种临床研究显示，人际沟通中的冲突是常见且正常的，处理冲突的最好方法是倾听当事人所面临的问题及感受。通过倾听，允许他人表达自己的感受，并理解某些人在处理问题时可能会采取否认或愤怒等方式。稳定自己的情绪，倾听并识别自己的情绪并接受它们。记住要保持专业的素养，沟通的重点在于患儿家庭情况，而不是你自己。通过寻找冲突的原因，总结并重复已理解的内容来支持患者和家属。识别和使用非言语交流，当非言语与言语相冲突时（如哭泣、眼神交流不畅等），要澄清误解，即使无法解决分歧，也应达成一致意见。重要的是要认识到，我们的文化和经历会影响我们的反应，这可能会与你所处的家庭有所不同。医院应该为临床医护人员提供专业性的心理咨询服务。此外，遇到沟通障碍，医护人员也可以寻求跨学科安宁疗护小组的帮助。

（二）与患儿沟通的困难及其对策

与患儿沟通的主要目的是提供必要的医疗信息和选择，以便患儿和家庭可以做出明智的决定，其次是减轻不确定感，因为孩子有时由于年龄的关系可能无法表达自己的情感，沟通可以让患儿表达自己的恐惧和疑问。患儿已经意识到自己即将死亡的事实，但很少有机会可以表达自己的感受，开诚布公地沟通，可以减少孩子的痛苦并且让孩子感受到被陪伴，并确保高品质的临终生活需求，尤其是情感支持。从专业角度，扮演好孩子的代言者可以培养患儿的希望以及对未来的积极展望。

与患儿沟通要注意以下几个方面：获得患儿家属的同意（法定代理人）和帮助，这需要儿科心理学家及医学专家的参与；选择适合患儿年龄的语言；从谈论其他话题开始，而不是马上问他们是否想谈；询问孩子是否想谈话，看看他们是否累了，患儿可能与你不知道的其他人进行了符合他们的需要谈话；确定之前谈话的内容，为将来的谈话做准备；在尝试与他们进行深入交谈之前，询问他们是否愿意交谈。注意不要一次给他们提供太多的信息。对于年龄较小的孩子，您可能需要使用游戏或玩偶来加深对话。医护人员需要认识到儿童和青少年通常不愿在父母面前讲话，因此在父母允许的情况下，他们可以不用担心父母感受，单独和护士谈论自己的感受和需要。尽可能选择最重要的几点进行讨论。从父母或家庭中了解他们有多想与孩子沟通。了解孩子想知道多少。这是一个支持和促进父母和患儿之间坦诚交流的机会。用简单的语言编写的儿童读物是促成对话的一个很好用的模板。

与患儿谈论死亡对医护人员来说是个挑战,建议由患儿主动提出;了解并熟悉患儿对死亡的概念;不要用隐晦、不明的语句,直接而清楚地描述其疾病及死亡;并了解孩子过去的经历及认知发展现况。面对死亡的威胁,安宁舒缓疗护小组成员与患儿的沟通将帮助患儿找到意义与被爱的感觉;向他解释无论大人或小孩,每个人面对死亡时都可能会恐惧;敏锐观察患儿的反应;及时回应患儿的需要。指引患儿及其兄弟姐妹阅读儿童绘本,帮助谈论死亡这个话题,常用的儿童读物有《看不见的弦》《温柔的柳树》《弗雷迪的落叶》等儿童绘本。然而,上述那些儿童读物都是国外翻译本,希望今后国内也能出版更多具有国内风俗习惯的相关儿童绘本,帮助中国儿童。

学者建议可以采用 6Es 沟通策略来与患儿建立安宁舒缓疗护沟通:

(1)应用开放性沟通方式,与患儿达成一致看法(establish an agreement)。

(2)在合适的时间讨论(engage at an appropriate time)。

(3)探索患儿的需求(explore)。

(4)采用适当的方式向患儿解释(explain)。

(5)强调患儿的需求(emphasize)。

(6)表明接受的态度鼓励患儿说出感受及疑问(encourage)。

(三)医务人员与患儿家庭的沟通

1. 传达坏消息

对父母和家庭成员来说,讨论患儿的初步诊断可能是最困难及难忘的时刻。在我们的文化中,谈论死亡是一项艰巨的任务。良好的沟通对这项任务非常重要。虽然最初的坏消息通常由医生给出,但护士始终扮演着帮助家属加深该消息的角色。提前计划好你的想法及要说的话。首先开团队会议,确保每个人都意见一致。计划的关键是了解谁将参加(即父母一人、父母和儿童/青少年)。要认识到,孩子们往往对任何试图告诉他们坏消息的人有强烈的感受。了解家庭过去的应对机制可以帮助团队制订处理情况的计划,并确保找一个私人空间。建立融洽关系,如果没有发生这种情况,请与家庭关系融洽的团队成员参加,并确定哪些家庭成员应该参加。信任是非常重要的。尽可能地控制局面,确保交流是私密的,不受打扰。还需要留出适当时间,坐下来倾听，找出孩子和家人已经知道的信息。国际上经常采用SPIKES的六阶段沟通策略告诉家属不好的消息和与家属商议照护计划。S：设定沟通的情境（set up the conversation）。P：评估患儿的感受（assess the patient's perception）。I：确认患儿接受此次会谈（obtain the patient's invitation）。K：讲述相关的医疗信息〔简单且清楚的信息（give knowledge and information to the patient）〕。E：实时回应家属及患儿的情绪反应是维持良好医患关系的关键，跨学科安宁舒缓疗护小组成员应该具有同理心，强调患儿的感受（address the patient's emotions with empathetic response）。S：策略及总结（strategize and summarize），此为SPIKES策略中最重要的特点，在接受家属及患儿表达情绪后，沟通必须针对家属或患儿关注的问题，寻找解决策略。沟通的最后一个步骤是总结，需要针对上述问题解决讨论出的决定再进行总结（着重于知识重点的总结）。结论包括三个重点：①用简单的语言总结此次会议讨论的问题及其解决策略；②最后再次询问"是否还有需要讨论的问题"；③安排下次会议的时间及预计讨论的问题。

2. 家庭会议

目前，家庭会议是舒缓疗护的过程中最常用的形式。家庭会议是家庭成员和参与患者护理的跨学科团队的其他成员的聚会。家庭会议一般由患儿、家人、医护人员和儿科专家等参加。如果患儿年龄合适，也可以参加。会议的目的是讨论护理目标和促进护理规划，提供一致的信息，确定有分歧的领域，并制订其他策略。目标是改善关于舒缓疗护的问题和决策的沟通。

参考美国临终护理教育学会组织的建议，家庭会议的流程为：①向家人询问他们想邀请谁参加会议，包括：护士、社会工作者、患儿护理人员和患儿家人，或其他可以支持家庭的医院工作人员。②留出足够的时间。如果要讨论问题很严重，请将手机静音。③要求每个人包括家庭成员介绍自己的姓名和头衔。④带上笔和纸，让家属做笔记，或者让参加会议的工作人员为家属做笔记。⑤提供纸巾，不要用情绪化的表达方式，这样会显得不舒服，把纸巾放在桌子中间，不要把纸巾递给正在哭泣的人，因为这可能被认为是要求他们停止哭泣。⑥不要害怕沉默，留出足够的时间提问。⑦建议写下在家庭讨论中出现的问题，以便下一次的谈话。⑧与家人一起计划后续行动，安排会议或电话。

⑨需要确保整个医疗团队理解护理计划，相互沟通其目标，并为实现这些目标而努力。其具体情况详见图 3-1。

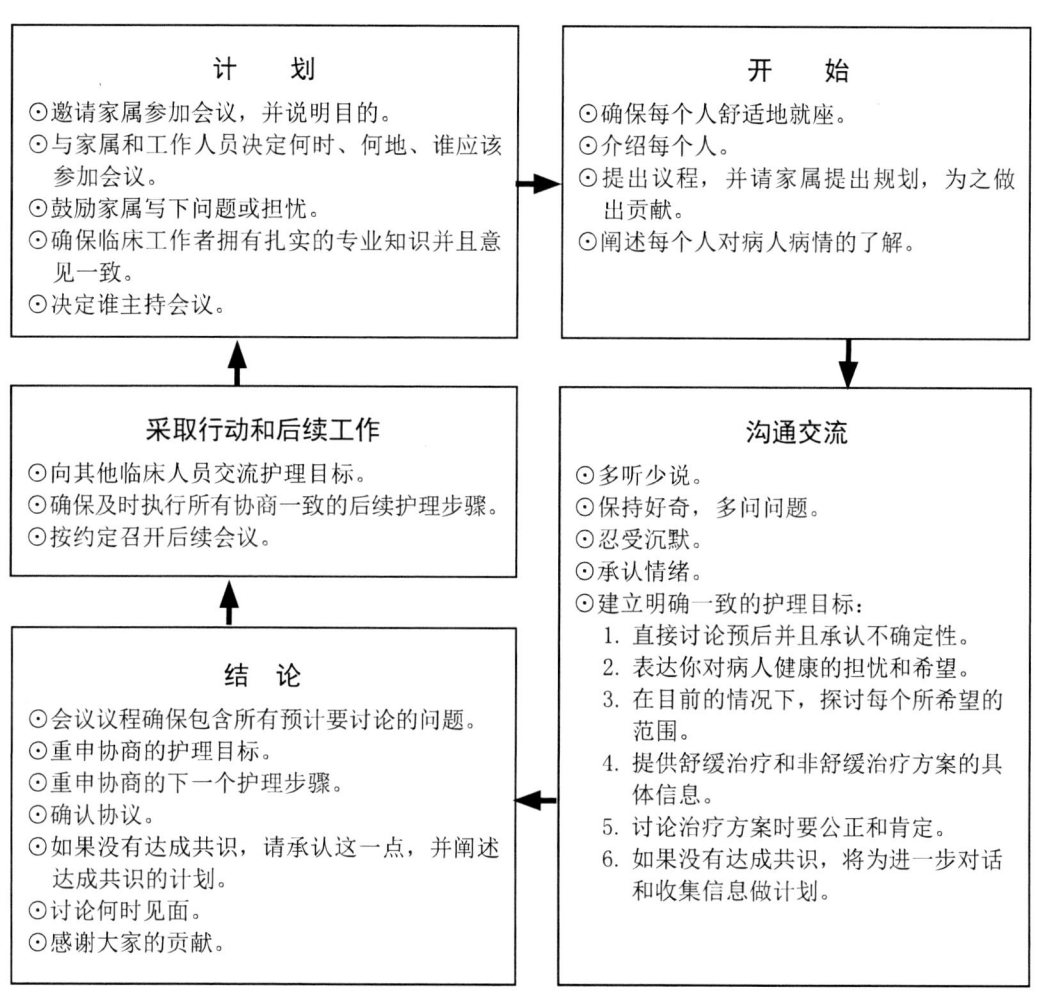

图 3-1　实行家庭会议的步骤

引自：FEUDTNER C. Collaborative communication in pediatric palliative care: a foundation for problem-solving and decision-making[J]. Pediatric Clinics of North America, 2007, 54 (5): 583-607, ix.

在与家人进行沟通时，他们常常怀着怀疑、悲伤或愤怒的情绪提出一些问题，常见的问题包括：为什么是我的孩子？我做错了什么要受到这样的惩罚？我们是好人，为什么这样对我们，让这种事发生？我可以做些什么来阻止这一切吗？没有一些实验性的治疗方法吗？你让我的孩子受苦吗？你不能让我的孩子去世,你为什么放弃?建议儿科安宁舒缓跨学科专业医护人员通过小组成员与心理社会专家共同合作给予家属及患儿足够的情感支持。

3. 与家长沟通的语言技巧

在与家长沟通时,语言是最常见的交流形式,美国临终护理教育学会组织的建议如下:使用不含糊或不敏感的能传达信息和准则的语言;永远不要说"我们无能为力",否则这将导致家庭失去希望,并有被放弃的感觉;不能说"你的孩子治疗失败",而是说"我们无法治愈你的孩子,但我们可以提供护理,尽可能减轻痛苦直到死亡";不能说"治疗对你的孩子是无效的",可以这样说:"让我们讨论一下,此时哪里对您陪着(患儿)是重要的:家、重症监护室?""你想和谁在一起?""你并不孤单,我们是来帮你的。"

4. 沟通内容加入"希望"并适时提出警示

(1)建议医护人员尽可能使用"我希望"短语。

"我希望"的说法显示了同情心,但同时也提到了治疗的局限性,如"我希望我们的化疗方案治愈您孩子的癌症"。使用"我希望"的语句可以与患者或家属保持一致,同时表示他们的请求是不可能的。如果患儿或家属说"我确信另一轮化疗将能够治愈我孩子的癌症",回答"我希望"意味着这一要求是不可能的,同时你也希望能够治愈。

(2)提供警示意味的用语"我担心"。

"我很担心"也有同样的担忧,但却没有明确地说明某些事情是否发生。比如,我担心化疗无效。"我担心"的陈述也可以表达对患者及其未来的担忧。从上面的例子来看,临床医生也可以这样回答:"我担心化疗不会奏效。""我担心"的说法意味着团队担心某些事情不会发生,而不会肯定地说它不会发生。这也与家庭看法保持一致,并表示同情。

(3)应用同情心和产生同情心理,接受家属或患儿的内心感受。

护士充分表示同情并和患者或家属保持一致。护士要充分地表示同情,需要在实践中:①关注患儿及家属的情绪;②理解他们情绪;③并积极就患儿及家属的情绪进行交流,鼓励和安慰患儿及其家属。

临床案例

丽丽，女，16岁，患骨肉瘤，已发生骨、脑和肺转移，今天下午，肿瘤学家告诉丽丽的单亲母亲安迪，没有其他的治疗方法，建议采用舒缓疗护。你刚上班，在他们收到坏消息两个小时后，你走进房间与丽丽和安迪说话。

角色扮演练习：你如何进入房间（需要有人扮演丽丽、安迪和儿科肿瘤护士）。按照以下步骤思考：

（1）一开始你进房间的时候会说什么？

（2）你是会站着还是坐着？

（3）你如何对丽丽和安迪表现出同情心？

（4）丽丽问你：她是否有康复的希望，她是否和朋友们一起高中毕业？你会怎么回答？

（5）练习使用"我希望"或"我担心"。

（6）你将如何结束谈话？

第四章 决策

第一节 绪论

提供给患儿及其家属有关重症患儿疗护的医护决策在相关安宁舒缓疗护中具有十分重要的地位。安宁舒缓疗护相关的医护决策类别包括：提供重症积极性救护及治疗方针的决策，确认积极医护干预措施的无效性且导致患儿的身、心、精神上的痛苦不适，照护者是否应该采取进一步治疗决策终止持续无效治疗，提供麻醉性止痛药物的策略，提供患儿及其家属偏好的安宁舒缓疗护场所及干预措施的相关决策。由于这些决策关系到患儿的医护措施，临床专家建议应根据个人的道德伦理、文化程度和旧有的思考及问题解决经验进行医护决策。本章将分别从重症患儿医护决策、国内外临床实践情况、儿童安宁舒缓疗护决策选项、临床决策实践过程及相关影响因素进行介绍。

第二节 重症患儿医护决策介绍

一、医护决策现状分析

新生儿的儿科重症监护的决策十分复杂，并对患儿及其家庭产生重大影响。2017年联合国儿童基金会调查显示，全世界每年出生的1.3亿婴儿中约有

400万在新生儿时期死亡。在这些出生的婴儿中，15%是早产儿，5%是出生体重不足2磅（约910克）的早产儿，其中75%的早产儿能存活下来。由于围产期医疗技术的发展，新生儿在25周以上，即使小到750克，通常也能生存下来，但幸存者往往有严重的身体和精神损伤，包括脑瘫、失明和学习障碍。因此，在为极低出生体重儿或危重婴儿提供治疗和停止治疗方面会产生许多道德问题。研究表明，新生儿和儿科ICU医生在让父母参与决策的程度上以及如何将家庭价值观和偏好纳入临床决策方面存在差异，这在一定程度上说明了确定儿童最佳利益的复杂性。由于沟通不足造成家庭和医护人员之间关于是否继续对危重婴儿的生命支持的冲突并不少见。当医护人员被婴儿家属要求提供给婴儿不合适的治疗时，他们会经历道德上的痛苦。且这一行动也将导致婴儿遭受不必要的痛苦，并造成稀缺医疗资源的消耗，家庭的情感和经济负担也会随之增加。

二、共享决策

共享决策（shared decision-making）是以家庭为中心的护理的一个关键部分，涉及对患者病情的共同理解，是尽可能与患者和家属的喜好、价值观和目标保持一致的治疗计划。当某一特定治疗的潜在益处存在不确定性时，伦理学家将会建议采用一种共同的决策方法即共享决策。共享决策需要危重医护人员与父母积极沟通关于维持生命治疗的决定，以促进家庭和儿童的利益，并作为帮助家庭管理疼痛的方式。有关儿童安宁舒缓疗护的决策应该以患儿的最佳利益为基础，因此采取共享决策是目前临床实践中经常采取的策略。

新生儿在儿科重症监护病房存活率的提高意味着其中一些儿童将继续生活在慢性病和残疾中。另外，新生儿在儿科重症监护病房的死亡通常发生在决定停止或取消维持生命的治疗之后。患儿的家属也常会出现与沟通有关的急性和创伤后应激障碍的症状，也会影响他们做出决策的能力。研究显示，在临床照护医护人员和患者父母之间建立良好的关系和明确的沟通可以建立信任，缓解父母在做出关于照顾患儿决定时所承受的压力。儿童共同决策取决于最佳依赖标准，因为儿童通常在青春期前缺乏给予知情同意的能力和表达出可以指导决策者的偏好。虽然人们普遍同意将最佳利益作为指导标准，但对于儿童的最佳利益是如何定义的以及谁有权在生命结束时做出决定往往存在分歧。

在医疗护理人员和家庭之间关于维持生命的治疗是否符合患儿的最佳利益，在不同的临床情况下医生所使用的决策策略可分为以下四项：限制选项、指令性或者拥有决定权、保持中立及允许父母做出自己的决定。限制选项是指大部分医生在描述需要某些资源密集型的生命维持疗法，如心肺复苏或肾脏替代疗法，并预知这些治疗都是徒劳的并不会有好的结果，他们会因为这会给父母不切实际的期望而选择不与家属讨论。指令性或者拥有决定权是指在医生认为他们的建议会给父母带来艰难的选择时会考虑这一策略。大部分医生在确信孩子会死亡或者有严重精神损伤时，他们会更直接、更清楚地建议坚持或停止维持生命的治疗。保持中立是指医生不想做出对患儿及其家庭主观价值影响大的决定，因为这些决定会影响家庭利益，不希望父母感到批判或不信任。每个人都有不同爱孩子的方式，不同的家庭做出不同的决定，保持中立也是一种较好的决策。允许父母做出自己的决定是指医生在确信孩子最终会死亡的情况下，会推迟与家属讨论维持生命的治疗方法，认为父母需要一个机会去见证死亡过程，并做出自己的选择。家属在孩子去世前能够陪伴他，进行互动交流，孩子和父母有更高质量的临终体验。总结得出，当医生们期望有一个好的结果时，他们会根据孩子的最大利益做出决定，在与父母有相同的目标时开始维持生命的治疗。当医生预期结果不佳，但不确定正确的行动方案时，医生会更多地与家庭接触，使家属认识到需要与医护人员共同努力，此时激发家庭价值观并将家属纳入医护决策。然而，当医生预期结果不佳，但确信维持生命的治疗在医学上是徒劳的时候，他们会限制了提供给父母的选择，或者努力说服父母接受他们认为的"正确"的行动方案。

三、新生儿安宁舒缓疗护医护决策

新生儿安宁舒缓疗护是提供给生命受威胁或生命受限制的新生儿相关缓解症状的舒适护理措施以及提高他们和家属的生活质量，包括婴儿死亡后对家庭的丧亲支持。安宁舒缓疗护会议是在婴儿出生前、新生儿在重症监护病房期间和死亡后举行的可协助家属就婴儿接受的治疗等做出决定的会议。根据研究表明，父母安宁舒缓疗护咨询的 NICU 婴儿比父母没有咨询的父母尝试婴儿复苏的更少，拒绝机械通气和心脏药物的次数更多。当父母参加安宁舒缓疗护会议时，抽血、中心静脉导管、气管导管和喂养管的使用也相对较少。父母安宁舒缓疗护咨询减少了对婴儿不必要的治疗，为婴儿父母提供了重要的支持。在停止婴儿维持生命治疗时，父母常常陪伴在婴儿的床边，鼓励、抚摸和环抱婴儿。在婴儿父母预期哀悼的经历中，能够参与照顾他们的婴儿是极其重要的，培养其对婴儿状况的控制感，并促进了对死亡事件的准备。

随着医疗发展和科技的进步，新生儿重症监护室中极低出生体重儿和危重新生儿的生命将得以维持，有关治疗的伦理困境也将变得更加复杂。父母需要密切参与婴儿相关的护理和决策过程。医护人员也必须向父母提供准确的信息，以帮助他们对婴儿的治疗做出决定。在进行安宁舒缓医疗决策时，为了增强父母对他们所获得信息的信任，必须在他们和医护人员之间建立信任关系。护士在新生儿重症监护病房（NICU）的婴儿临终关怀中扮演着支持父母的关键角色。根据 Liv Fegran 调查研究表明，在 NICU 中，父母和护士之间的伙伴关系发展为三个阶段：急性危重期、稳定期和出院期。其中，稳定期是最困难的，因为父母需要与他们的初级护士建立信任关系。护士是帮助父母担任父母角色的核心人物，帮助父母感到参与的干预措施包括鼓励父母环抱婴儿、鼓励父母进行日常护理。另外，新生儿重症监护室的经历对父母来说是极其痛苦的，在婴儿的整个住院期间提供支持是必不可少的。详情信息请查看图 4-1。

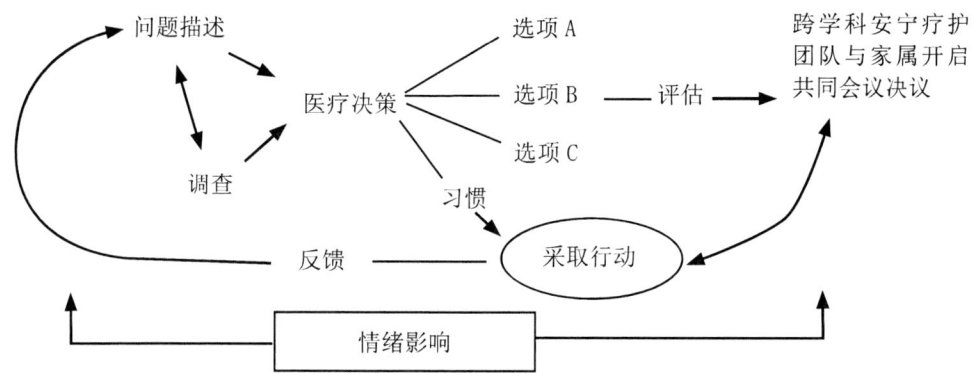

图 4-1 与儿童安宁舒缓疗护相关的医护决策

引自：FEUDTNER C. Collaborative communication in pediatric palliative care: a foundation for problem-solving and decision-making[J]. Pediatric Clinics of North America, 2007, 54 (5): 583-607, ix.

第三节 儿童安宁舒缓疗护决策选项

在危重的新生儿中，如果取消生命维持治疗符合患儿的最大利益，那么在伦理上可能会取消这种治疗。从本质上说，取消生命维持治疗的决定有两种形式：不给予治疗（withholding care）和撤除治疗（withdrawing care）。不给予治疗是指治疗预期无效对预后无助，放弃无益于病人疾病的治疗方式。例如，患儿发生心搏骤停，而不提供心肺复苏，几乎不可避免地会导致死亡。所以，提前做决定很重要，因为一旦发生心搏骤停，没有时间考虑，每一秒对于患儿都非常重要。撤除治疗是指先前治疗使用过并在确定无效后进行撤除。此治疗通常涉及机械通气和血管活性药物的应用等。

大多数医护人员在临床中都承认不给予治疗的决策并将其运用于临床。随着医学的进步，我们可以定义确切的死亡时刻，并且在机械呼吸机、人工喂养和器官支持策略等措施的帮助下，患者也几乎可以无限期地存活下来。然而，如果这些患者一直处于无意识状态，甚至连最基本的身体功能都要完全依赖医疗维持，那么他们的生活质量又如何呢？支持性治疗方面的医学进展确实令人瞩目，这些支持性治疗能够使患者从重病中康复的同时维持器官功能。但是，这些治疗应该用于那些有治愈希望的患者，而不应该滥用以无限期地维持那些没有质量或意义的生命。

但是，在临床应用撤除治疗经常被人们看作是不可接受的。对于父母和医护人员来说，撤除治疗往往比一开始不给予治疗更容易引起情感上的负担和心理上的困难。但是，在特定情况当中，撤除治疗可能比不给予更可取。第一，如果不允许撤除治疗，那么重症监护室中将充满着接受昂贵治疗且不再受益的绝症病人，也将违反四项伦理原则：①自主性：如果治疗无望，谁愿意维持人工生命支持呢？这就是为什么现在许多人希望做出预先指示的原因，他们害怕变成"植物人"，并且成为亲人的负担。②行善：继续进行没有好处的治疗对患者有什么好处？③ 不伤害性：即使最佳的镇痛剂继续无效治疗也会造成病人的痛苦和不适，如进行吸痰、气管插管等医疗护理操作时。④ 公平分配：由于持续无效治疗，造成ICU病床可能紧缺，使其他可能受益于ICU护理的患者无法使用。除此之外，无效的治疗费用可以更好地用在其他地方。这些伦理原则通过考量儿童的认知和生长状态进行合适的沟通，与家庭成员发展出伙伴关系，将儿童生理及心理的痛苦减至最少。第二个采取撤除治疗的原因主要是，倘若不允许撤除治疗，在危急时刻可能会给医护人员及家属的决策和行动带来一定程度的犹豫。例如，对于急性呼吸衰竭患者，我们可能会在气管插管进行机械通气之前犹豫不决，因为我们不确定该患儿的病史，并且希望确保我们不会进行一个被证明是无用的且以后不能撤回的治疗。然而，对于那些将从治疗中受益的患儿来说，即使是几秒钟的考虑也可能对他们的生存机会产生影响。如果我们知道我们可以在以后撤除治疗，那么每个病人都会得到及时的紧急护理。

对于预后较差的婴儿，应根据婴儿的生理成熟度、婴儿的健康状况（包括任何严重的出生缺陷或医疗并发症）以及现有数据计算出婴儿死亡和严重残疾的概率，最终由医疗团队和婴儿家属共同做出治疗决定。根据预后，可将决策类型分为三类：① 当早期死亡的可能性很大，生存下来时将有很大风险伴随着无法接受的严重疾病，不建议进行重症监护。② 当有可能存活，且无法接受的严重疾病发病率的风险很低时，应进行重症监护。③ 可能有属于前两种情况的病例，其预后不确定，但很可能非常糟糕，存活的可能性与儿童的生活质量下降息息相关。而在这些情况下，父母的意愿应决定治疗的方法。

当医生的建议和婴儿父母的愿望之间存在冲突或分歧时，应继续进行讨论。如果分歧持续，一种选择是咨询医院生物伦理委员会，另一种选择是医生和家人寻求另一位愿意以家庭所期望的方式为婴儿提供护理的医生。医生和家属之间的这种分歧可能导致法院系统的介入。如果发生这种情况，医生应该继续为婴儿辩护。法院的介入本质上是对抗性的，应被视为最后解决问题的选择方法，仅适用于意见分歧无法调和的情况，而且应尽量避免这种情况的发生。以下将提出几项建议保证决策过程的顺利进行。

第一，关于不给予或撤销重症监护的决定应在医疗团队和婴儿的父母沟通下共同做出。医疗团队应对高危婴儿的病情和预后进行持续评估，而医生作为卫生保健小组的发言人，必须准确和公开地向婴儿的父母传达这些信息。第二，父母积极参与有关重症婴儿治疗的决策过程。第三，对所有婴儿，包括那些没有接受重症监护的婴儿，护理人员提供富有同情心的基本护理以保证婴儿的舒适。第四，开始或继续重症监护的决定应仅基于婴儿将受益于重症监护的判断。当条件与生命不能同时成立，或者治疗被判定为有害、无益或无效时，不宜继续进行延寿治疗。

第四节　执行医护决策的过程

在执行医护决策的过程中，父母和照顾者的所有沟通都应该以诚实、开放和及时的方式进行，在与护理团队的任何讨论中，他们都应该被视为平等的合作伙伴。重要的是要记住与父母和家人交谈的重要性，给他们选择，并保持灵活、积极的态度来支持他们的选择。对于有生命限制的婴儿来说，一些药物治疗可能弊大于利，也可能无益。重要的是，专业人士要确定这些，避免开始或继续应用这些药物。其他医疗方法可能更合适、更有用（尤其是那些缓解痛苦症状的方法）。有关治疗方案的决定应该与家人一起做出，并根据婴儿的情况和需要进行调整。最重要的法律和伦理原则是所有的治疗决定都必须以婴儿出生后的最佳利益为前提。它应该让具有相关专业知识领域的决策者参与进来，并平衡所有相关因素，以便评估对患儿最佳的选择。这是《联合国儿童权利公约》的一项基本原则。有关医护决策的过程，吉莉安·迪克森（Gillian Dickson）建议采取以下步骤。

第一步：认识到生命的极限。这阶段的开始是当人们第一次意识到婴儿可能患有限制生命或危及生命的疾病时。可能首先出现在产前，或者在婴儿出生期间或之后被认识到。这种认知可能是由专业人士或父母所担忧的或者出生后的重大事件引起的。第一标准：与患儿家属分享重要信息，尽早告知他们婴儿的诊断和预后，并以尊重、诚实的态度对待他们。即使在诊断没有达成一致的情况下，也应该鼓励早期沟通讨论，并由最资深的临床医生使用他们能理解的语言向家属提供信息。因为一个开放和诚实的沟通方式是很重要的，医疗团队应规划出讨论他们各自的家庭情况，并确保向他们提供可能需要的任何额外支持，如通信辅助设备或口译员。对患儿家庭的个人观点、精神、文化信仰和价值观提供支持，才能更好地促进沟通并进行后续的医疗决策。在分享信息的过程中，需对患儿家属悉心关注，并在适当的时候给予真诚的安慰。因为信息提供是一个长期的过程，而不是一个独立的事件。家长和照顾者需要不止一次机会来理解他们得到的信息，并提出问题。由于医疗名词的特殊性，患儿家属可能较难理解相关治疗措施及药物所对应的含义，所以医护人员重要的是要检查是否所有的家庭成员都完全理解了所说的话，避免产生误解并可能在后期造成问题。有研究显示，一些家庭发现用手机录下对话很有帮助，这样他们就可以再听一遍，这也是确保患儿家属获取信息的一种辅助方式。此外，对于单亲父母或那些与患儿关系密切的个别家庭，可能需要额外的支持。父母可能希望有一位朋友或他们大家庭的成员，或者是他们护理团队中的某个人，来为他们进行沟通及信息分析。第二标准：护理地点选择规划。在可能的情况下，每个婴儿和家庭都应该有机会在他们自主选择的地方作为一个家庭共度时光的场所。如果需要更改计划，应在家庭、医院和社区舒缓疗护或临终关怀团队之间达成一致，并为不同环境之间转换做出明确安排。护理地点的选择需要切合实际，适合每个婴儿和家庭。需要注意的是，所选择的地方对于婴儿和家庭的隐私和舒适是至关重要的。

第二步：持续护理。为了帮助家庭获得针对其个人情况的全面护理和支持，需要对婴儿和家庭的需要进行全面评估。这一过程应由多机构共同参与且在确诊后尽快开始，包括对健康、心理、社会和实际需要的评估。产前和产后可能没有多少机构参与家庭，但全面地评估能够确保专业人员以协调的方式参与其中。在这个不稳定的时期，许多父母由于要做出许多决定被弄得不知所措，需要不断地讨论此事。这种持续护理的规划也是家庭平行规划的重要组成部分，以充分探讨各种选择性。第三标准：对家庭所需的多种机构评估，每一个家庭都应该在他们的宝宝被诊断出有生命危险或者生命受到限制后，尽快接受多机构的需求评估，评估应该针对婴儿、父母和更广泛的家庭，包括兄弟姐妹。并且应该在适当的时间间隔不断评估他们的需求。持续护理规划计划应该是通过多机构进行的，以便将所有可能需要的服务结合起来，在住院期间为家庭提供支持。医疗团队应在早期阶段向患儿家属解释多机构或多学科诊疗（MDT）工作的重要性，并对家属的问题予以解答，如家属想知道谁将带领他们的团队以及如何参与他们的护理。同时患儿家庭成员应被视为团队的一部分，并尽可能参加MDT会议，如果所提供的护理或护理环境发生变化，团队中的成员可以采取不同的参与方式。第四标准：协调的多机构护理计划。每个家庭都应该有一个与他们商定的多机构照顾计划，以便提供协调的照顾和支持，以满足他们的个人需要。如果计划包含单独的文件，则应将这些文件明确地连接起来并共享。医疗团队确定关键的联络点，并与患儿家属达成一致。对于大多数家庭来说，多机构护理计划将包括一个提前护理计划（ACP），例如，该计划将包括家庭对婴儿临终护理的愿望、关于婴儿死亡后复苏和身体护理的决定、症状管理计划和紧急护理计划，有时包括升级计划。在治疗过程中医护人员对婴儿不断变化的需求做出反应的速度将决定婴儿家属在此时同意什么以及可以做什么。需要注意的是，婴儿提前护理计划可能涵盖产前护理、分娩、产后护理以及向家庭提供的全方位保健和社会护理，应采取平行的计划方法，以便与家庭一起为婴儿的持续护理和临终护理制订计划。

第三步：临终和丧亲关怀。预测婴儿可能进入生命最后阶段的时间并不是那么容易。医护人员可能意识到婴儿死亡时，仅剩下几天或几小时。此时，家人可能没有多少时间来处理有关他们孩子死亡的信息或计划。第五标准：临终护理计划。对这些家庭来说，这是一个非常困难的时期，这可能是他们第一次面对婴儿离世。从事家庭工作的专业人士应该坦诚地告知他们的孩子生命可能即将结束。最重要的是医疗团队要与家人讨论，他们宝宝的情况可能是不可预测的，死亡时间可能比预期的早或晚，并帮助每个家庭制订一个生命终止计划。生命终止计划是应该由一个小的核心团队为实现这一目标提供照顾和支持，通过适当的人员配备和训练有素的团队对所需的护理质量提供保障。此时的护理计划应是可持续的，而不是依赖一两个从业者的善意，且作为平行计划的一部分应当有一个定期的审查程序，以确保对家庭进行有效的跟踪和处理。第六标准：持续丧亲支持和护理。婴儿的死亡并不是家庭的终点，婴儿家属将在未来数月乃至数年内悲痛不已。家属的丧亲支持需要应由其主要联系人进行评估和规划，确保家属获得适当服务，与其讨论可接受的所需的支持。

第五节 影响因素

随着科学技术的发展，患者及其家属获取医疗信息变得更加容易。目前，医疗信息易于获取和理解，减少了医患不平等，但也会引发更多的医疗纠纷。共享决策可以使病人和医疗团队在做出医疗决定之前审查基础数据和选择治疗，以便患者根据自己的意愿做出医疗决定。根据惠兰昌研究报告可知，文化水平越高，健康素养越高，而健康素养与共享决策显著相关。因此，在高度专业化的医学领域，患者的治疗方案变得越来越多样化和复杂化，使其很容易面临治疗抉择上的困难。所以，提高健康素养对促进患者及其家属参与共同决策必不可少。使患者具备相关的健康意识、知识和能力，增强患者参与决策的意识，达到真正意义上的共同决策，促进积极的医患沟通。以下将分别介绍文化、伦理、法律等方面对医护决策的影响。

一、文化的影响

（一）文化的定义

文化是一个共享符号的系统，是我们与他人互动的指南。目前，比较公认的文化的定义是：文化是在某一特定群体或社会的生活中形成的，并为其成员所共有的生存方式的总和，包括价值观、语言、知识、信仰、艺术、法律、风俗习惯、风尚、生活态度及行为准则以及相应的物质表现形式。

文化本身是为人类生命过程提供解释系统，帮助人类应对生存困境的一种努力。因此，文化是特定社区的知识、信念和行为的整合模式的总和，具有流动性、多样性的特点，能够为人们提供安全和保障、完整性和归属感。从儿童的经历来看，文化是儿童经历健康和疾病的背景。价值观、信仰和实践在塑造家庭照顾孩子方式上发挥着核心作用，尤其是当他们身患重病或者濒临死亡时。在社会信仰中，文化决定了生命维持的选择，包括首选的死亡地点（在家里还是医院)、家庭的决策、照顾患儿的家庭责任、使用替代药物以及死亡仪式、葬礼和丧葬习俗。

文化是多方面的,经常变化并包含矛盾的因素。它不是静态的、稳定的或固定的,往往是无意识传播的。文化影响一个人看待世界和生死的方式以及一个人如何应对生活挑战。因此,医护人员必须将每个人视为其特定文化中的独特个体,并根据其文化特点选择合适的交流方式,促进良好沟通的建立及医疗决策的确定。

(二)文化的影响因素

1. 组成因素

(1) 种族认同:种族认同是文化适应的一个潜在心理特征,描述的是个人的归属感、群体探索和对特定民族群体的承诺的程度或一个人对另一个群体的期望保持其文化民族认同的程度。

(2) 性别:性别因素影响患儿和家庭护理人员。性别认同也可能是一个需要考虑的因素,性别认同通常在童年形成。

(3) 年龄:婴幼儿正在发育,这影响了他们的认知和身体能力。由于他们的年龄较小,许多孩子对他们的医疗保健的信念没有被征求。例如,研究文化对患儿疼痛体验的影响较少,这表明疼痛表达方式存在潜在的文化差异。儿童从很小的时候就开始了通过父母的模仿和对日常疼痛经历的语言强化对疼痛知识的学习。应该特别考虑家庭成员的顺序排列,最大、中间和最小的孩子所扮演的角色也影响着家庭文化。

(4) 不同的能力:具有不同能力、身体或精神健康差异的婴儿和儿童在生活中往往受到不同的对待。一些能力较差的个人和他们的家庭可能会感到孤独和被排斥。

(5) 性取向:越来越多的男女同性恋、变性父母和青少年(患者)作为患者或父母经常被污名化。当问及青少年的性取向问题时,一个无害的策略是问:"如果你与他人发生性关系,他们是男性、女性还是两者都有?"这些人可能经历过多重的损失、孤立和不同的家庭系统,这些都会影响他们的性取向及经历。

（6）经济状况：社会经济地位对医疗保健的各个方面都有很大的影响。那些在社会经济上处于不利地位、教育程度较低、贫困和健康状况不佳的人，在寻求医疗保健和健康保险方面面临挑战；同样，在医疗保健系统中寻找信息和支持方面可能会有困难。临终关怀可能会在经济上耗尽资源有限的家庭。出于尴尬或其他因素，家庭可能不愿意透露他们的经济收入及经济状况。据估计，25%的家庭因严重的绝症而经济崩溃。对于照顾患有重病的孩子的家庭来说，经济可能是一个巨大的问题。

（7）居住地：与其他人相比，无家可归者面临着较高的死亡率、共病状况和较高的疾病负担。生活在寄养家庭的儿童经济状况也面临着独特的问题。偏远农村地区的人可能对专业医疗、专业知识了解较少。

（8）儿童的角色：儿童的角色包括学生、运动员、音乐家、朋友、儿子、女儿等。儿童的自我价值和自我认同源于这些角色。随着疾病的发展，这些角色可能会改变，从而在了解他们的"自我"方面造成危机，而且一些文化对男孩和女孩有不同的价值观。

（9）教育水平：教育水平与社会经济地位相关。教育水平较高的家庭通常拥有更多的资源，可能更有能力为其子女提供所需的资源，满足其需求，并且能够更好地利用医疗系统。

2. 社会因素

我们是由成长过程中的文化塑造的。这种文化是学习价值观、信仰和传统的地方。如何对待与我们不同的人是一种习得的行为。通过社会化过程、机构和社区帮助可以发展我们的文化框架。从文化角度考虑问题不仅仅是学习他人如何生活，而且是学习如何看待这个世界和其中的人。每个医护人员进入医疗保健系统时，其文化经历和视角可能与其患者不同。

（三）安宁舒缓疗护中的文化

安宁舒缓疗护过程本身有其自身的文化特点，医生、护士或其他医疗保健提供者与患者及其家属之间的每次互动都是一种跨文化体验。因为患者的疾病体验不同于医护人员关注的疾病过程，当处理晚期疾病时，这些差异变得更加明显。为了向患儿及其家庭提供文化上适当的临终关怀，专业人员必须充分接受这样一个原则,即他们对世界的个人看法不代表其他人的看法。关于个人如何理解生活和应对疾病、死亡和丧亲之痛等挑战的方法有很多。诚实地审视自己的文化信仰、价值观和指导原则,对于理解和欣赏他人的信仰非常重要。文化信仰和实践在个人的痛苦经历中尤为重要。然而,当临床医生的价值观与患者及其家属存在分歧时,这种痛苦的经历往往很难被理解。对患者的文化信仰和实践如何影响其疾病的意义及其重要性缺乏足够的了解,可能会导致疾病发展过程中安宁舒缓疗护的差异。因此,医护人员应该询问家庭关于他们的文化信仰和价值观。

二、个人道德观及专业伦理的影响

(一)伦理的概念

伦理(ethics)是指行为标准,是人们所关注的在许多情况和问题中可能采取的最佳行为。伦理不是基于科学、法律、宗教、公认的社会规范或情感基础之上,而是被视为一种提供最多好处或造成最少伤害的方法或过程。医学伦理(medical ethics)是分析临床医学实践和相关科学研究的应用伦理学分支。其目的是以公正、无偏见、无文化偏见的方式解决道德问题。伦理实践是在证明一种特定的伦理选择正当性的过程中,对利弊的考虑,建立在一套价值观基础之上,专业人员在遇到困境或冲突时可以参考这些价值观。这些价值观包括对自治、无害、仁慈和正义的尊重。可以让医生、护理人员和家庭制订一个治疗计划,朝着同一个共同目标努力。

医疗伦理涉及广泛的问题,如保密性、告知患者义务、临终治疗以及我们对伦理在医疗保健使用的常规决策中的作用的关注。因此,也会引起各种各样的伦理困境问题。医生的义务和美德是什么?什么是最好的医患关系,是家长式的、信息性的、解释性的,还是深思熟虑的?应该给病人多少自主权?即使医护人员确信这会损害病人的健康,病人也必须总是被告知真相吗?什么是知情同意?它的作用是什么?在困难的情况下能否给予知情同意?专家们一般认为,知情同意需要满足三个条件:必须向同意人提供完整的信息;不得强迫同意;同意人必须有权给予同意。

（二）新生儿重症监护室的伦理问题

道德困境（moral distress）是指当一个人对他所应该采取行动做出一个明确的道德判断后，但由于（社会、制度或环境）限制而无法采取行动时所经历的痛苦。1984年，杰米顿首次将道德困境现象定义为医护专业人员因无法以他认为正确的方式行事而产生的痛苦感受。内在来源（个人价值观）或外在来源（环境障碍，如在机构或工作场所）可以产生这种痛苦，使得专业人员无法以认为正确的方式行事。因此，专业人员存在一些个人看法，例如，我知道我应该做什么，但我不能做。同时，出现的专业人员与伦理困境相关的情感可能包括愤怒、内疚、沮丧和绝望，这些可能表现为身体反应，如肌肉疼痛、腹泻、睡眠障碍和疲劳。新生儿儿科医生和父母在做出有关早产儿医疗护理的决定时，必须考虑几个主要的伦理问题。通常，这些问题是复杂的，需要许多伦理决定与严格的医疗决定相吻合才能实现最终解决。产房中的道德困境是在发展、环境、技术和实际问题的背景下出现的，所有这些问题都影响到胎儿和新生儿的状况。

医疗团队在进行医疗决策时应遵循孩子最大利益原则："如果孩子会说话，她将会选择什么？"在新生儿重症监护室（NICU）中造成伦理复杂性的一个问题是患者不能行使自主权，即早产儿不能自己做决定。由于婴儿不能直接参与决策，可能会受到多个利益相关者的影响：①在伦理和社会上，婴儿享有公认的保健权利；②父母在伦理上、法律上和社会上都拥有决策的权利和责任；③医生有道德责任和法律约束做出照顾他们病人的决定；④国家有意通过法院系统保护新生公民的权利和福祉。当这些不同层次的权利、责任和利益相互对立时，就可能发生冲突。例如，如果父母对孩子的护理意愿与医生所接受的医疗护理不同，即：父母想完全支持或者不复苏，应该怎么解决？婴儿的长期预后（生活质量）是否会影响决策？

需要注意的是，实施特别护理可能造成创伤，抢救和支持性护理都可能对早产儿造成伤害。在怀孕不到28周出生且需要氧气的婴儿中，有70%会发展成晶状体后纤维增生，继而出现视力障碍甚至失明。在大多数情况下，以维持生命或改善健康的形式给婴儿带来的好处超过了婴儿所承受的治疗创伤。然而，如果早产儿因重症监护而反复遭受创伤，可能将违反"不伤害"（基本无害）的医学和伦理原则。医护人员和父母必须解决的困境是继续提供最大限度的积极治疗，还是提供不积极治疗，以减少婴儿的痛苦。当以上此类冲突发展时，讨论的焦点往往是谁来决定，将采用什么程序来进行决策，以及将执行什么准则来确保最佳决策。

（三）不给予生命支持与撤除生命支持

大多数新生儿医生在妊娠 24 周时开始复苏和重症监护。如果新生儿在重症监护室病情恶化或者没有好转，则随后根据新生儿会遭受多少痛苦再次进行评估和制订医护决策。在危重或垂死的新生儿中，如果取消维持生命的治疗真正符合患者的最大利益，那么在伦理上是可以撤销或不给予生命维持治疗。这可能发生在生命维持治疗预后无效的情况下，或者如果强化治疗的负担明显超过其可能带来的益处。一旦生命维持治疗开始，停止复苏和停止生命维持治疗之间没有根本的伦理区别。然而，这些行为可能会有不同的情感和心理影响。不给予生命支持可能会引起父母或医生产生心理焦虑以及婴儿的痛苦，撤销生命支持在伦理道德上或许更好。在危急情况下，在产房中做决定往往是非常困难的。父母的想法通常与专业人员相反，他们往往希望通过干预来挽救婴儿，而不考虑婴儿出生的情况及预后效果。

无论是不给予生命支持还是撤除生命支持都不意味着停止对患儿的照护。停止生命支持后，缓和疗护和症状缓解都应始终持续，确保孩子的余生尽可能舒适。在伦理和法律上，不给予和撤销生命支持是等价的。有研究提出即使长期存活的机会很小，开始重症监护也是对患儿家属的心理有益处的。面对极早产婴儿，父母常常担心一切可能的事情都会发生。如果决定不治疗，父母可能会对他们的孩子在其他情况下存活感到焦虑。短期的重症监护可以让父母放心，孩子已经得到了最好的生存机会，如果医生们更加努力的话，孩子可能会活下来。此外，开始维持生命的治疗和进入新生儿重症监护室可能会使父母，还有其他亲属，如兄弟姐妹和祖父母，有一段与他们孩子见面的短暂时间来作告别。另外，还会使用缓和疗护与镇静剂，以减轻婴儿的痛苦，并且由新生儿病房的工作人员向父母和其他家属提供适当的情感支持。如果经过一段短暂的重症监护后，治疗无望，应与家长进一步讨论征得家长同意，在可控的情况下取消机械通气和其他治疗。鼓励家属在私人房间里拥抱和哀悼他们的婴儿。尽管痛苦和悲伤，但许多父母会从中得到慰藉，因为他们知道为孩子做了一切可能的事情。

（四）新生儿监护室中的伦理决策

医护团队应该适时给予父母足够病情变化及预后的信息，保持合作及真诚的态度，在遵守基本法律原则和良好医疗行为的条件下，为保障患儿的最大自身利益而提出合理的医疗选择（包括停止支持）供父母做出治疗决定。为患儿制订共享决策是一个协作过程，允许父母和临床医生一起做出治疗决策，同时考虑到现有的最佳科学证据以及父母的价值观、目标和偏好共同制订。共享决策模式旨在以确保儿童的最大利益和尊重父母意愿为原则提供推理上的连贯性和道德上合理的行动指南。实现共享决策取决于在临床中建立的良好关系，以便共享信息，并支持父母在决策过程中表达他们的偏好和观点。医疗团队公开、诚实地讨论治疗的目标和后果，让父母、医生和其他合法决策者根据自己的专业知识和个人信仰、价值观和偏好等认真考虑，然后有意义地探讨赞成和反对各种选择的合理性。这一过程有望达成一个和谐、协商一致的结果。然而，决策的最终责任在于父母，没有他们的同意，不应该做出任何决定。在相关人员执行决策前，必须在合法的决策者之间达成共识。绝大多数复杂和困难的伦理决定都是父母和医护人员就孩子的最佳利益进行谈判、建立共识并最终达成和谐一致。

（五）生存极限的伦理道德

产房里关于极低出生体重儿的复苏和治疗的决定既不是希望战胜理性，也不是自我战胜不确定性。临床的核心问题之一是：父母和医疗照顾者是否应该尽一切努力拯救每一个预后可能不佳的早产儿？许多过度早产的婴儿（例如围产期32周以前出生的早产）在某些情况下，存活的概率可能很低，或者永久性和严重残疾的可能性很大，以至于理智的人提出怀疑"尽一切可能"是否合理。极低出生体重婴儿的预后很难预测，他们可能活存下来，但面临许多无法康复且逐渐恶化的健康问题，这些问题的存在，随着生理结构及功能的发育成长，让预后的推测更趋于复杂。面对这些临床案例，医护人员很难告知家属明确的治疗指标。而依照国内文化习俗，我们通常以追求病患存活为医护治疗的主要标杆，极少严肃地考虑级差预后的后果，更少去与家属讨论患儿可能发生不良预后的结果。所以，许多家属选择用治疗干预措施来挽救婴儿，而忽视了预后的效果。其次，很难具体说明家属对于不可接受的残疾和痛苦的定义。当医疗人员与父母出现矛盾分歧时，谁来裁决这些争议呢？父母应该总是做出决定吗？当父母认为相对轻微的残疾迫使他们放弃治疗时，如果新生儿学家没有反对，他们是否会违背作为婴儿倡导者的受托责任？

重要的是要人们认识到，即使病情最严重的婴儿仍然是一个值得我们尊重、同情及救助的人。没有人会无情地抛弃这些婴儿，相反，我们会继续提供基本护理及舒缓护理，特别强调为婴儿和家庭提供舒适，为婴儿缓解疼痛。并鼓励家庭与婴儿在一起，并在可能的情况下拥抱并关爱着他们。当婴儿的死亡是不可避免时，医生应该让位，允许死亡发生，让婴儿与父母进行告别，尽可能让这种经历对家庭有意义。

三、法律的影响

"安宁疗护"主要是为患有不可治愈的疾病患者在临终前提供减轻痛苦的医疗护理服务。安宁疗护关乎患者的生命质量，关乎医学的价值取向和社会的文明进步，是一个重要的民生问题。目前，安宁疗护工作还存在着社会认知度低、安宁疗护服务供给不足、专业队伍尚未建立、安宁疗护政策支持不够等问题，需要进一步推进这项工作。

2017年2月，国家卫生和计划生育委员会出台《国家卫生计生委关于印发安宁疗护中心基本标准和管理规范（试行）的通知》和《国家卫生计生委办公厅关于印发安宁疗护实践指南（试行）的通知》，既明确了安宁疗护中心的定义、床位、科室设置、建筑要求、设备配置与相关管理规范，也明确了安宁疗护实践以临终患者和家属为中心，以多学科协作进行的模式，又对临终患者常见的疼痛及其他症状的治疗和护理、舒适照护、心理支持以及人文关怀等给出了指导性建议。

2019年10月，国家卫生健康委员会等八个部门发布《关于建立完善老年健康服务体系的指导意见》，建议探索建立机构、社区和居家安宁疗护的转诊制度，并对安宁疗护机构的服务项目和收费标准提出指导意见；此外，该政策从多方面提出具体的指导意见，包括：建立完善安宁疗护多学科服务模式，为疾病终末期患者提供疼痛及其他症状控制、舒适照护等服务，对患者及其家属提供心理支持和人文关怀；加强对公众的宣传教育，将生命教育纳入中小学校健康课程，推动安宁疗护理念得到社会广泛认可和接受；认真总结安宁疗护试点经验，稳步扩大试点。

2019年12月28日，第十三届全国人民代表大会常务委员会第十五次会议通过《中华人民共和国基本医疗卫生与健康促进法》，其中第三十六条规定："各级各类医疗卫生机构应当分工合作，为公民提供预防、保健、治疗、护理、康复、安宁疗护等全方位全周期的医疗卫生服务。"该法从立法层面把安宁疗护列入国家健康体系，并从2020年6月1日开始施行。

第五章 儿童安宁舒缓疗护的疼痛管理

第一节 概述

一、简介

（一）疼痛的定义

"疼痛就是人们所说的自己正在经历的痛苦"，"疼痛是与实际或潜在的组织损伤相关的令人不愉快的感觉和情感体验"。这个定义说明了疼痛具有主观性。我们无法知道别人何时正在遭受何种程度的痛苦，除非他们告诉我们或以其他非语言的方式告诉我们。研究文献显示，临终患儿经常存在的生理问题是疼痛，并且过去的文献显示患儿在离世前，生理的疼痛都未曾被重视并有所改善，最终疼痛只能在患儿离世后才被终止。施行儿童安宁舒缓疗护的主要准则就是为罹患无法被治愈疾病的患儿提供有效的疼痛及相关症状的管理，尽可能维持其生理的正常功能。

（二）疼痛的分类

根据疼痛性质的不同，专家们通常将疼痛分为急性疼痛、慢性疼痛、爆发性疼痛、癌痛等方面。

1. 急性疼痛

突然发作且严重的疼痛。急性疼痛通常会有明显的原因，预计会持续几天或几周。急性疼痛的处理方式是通过药物以及辅助疗法来舒缓疼痛。当孩子感到急性疼痛时，所产生的生理反应可能会妨碍其治愈和康复。

2. 慢性疼痛

持续存在的疼痛（超过3个月），从几个月到几年不等，并且随着时间的推移而变化。儿童的慢性疼痛会影响日常生活活动，并可能与急性疼痛同时发生。

3. 爆发性疼痛

疼痛程度超过持续镇痛药所能解决的疼痛。具有以下特征：疼痛具有突发性，在没有预警如咳嗽、运动等可识别事件的情况下发生，在发病长度、严重程度和频率上有所不同。爆发性疼痛具有特发性，疼痛原因未知。需要注意的是儿童出现爆发性疼痛需要全天应用止痛药时，疼痛会在给药间隔结束时恢复，因此应注意给药的间隔时间。

4. 癌痛

儿童的癌痛可能是由癌症本身造成，或者是由治疗的副作用所引起的。儿童的癌痛治疗方案要根据他们的年龄、治疗方法和副作用进行个性化制订。此时非药物疗法也常被用来控制孩子的疼痛，包括分散孩子的注意力、按摩、针灸、热敷/冷敷疗法、运动等。

（三）儿童对疼痛的概念及影响因素

1. 儿童对疾病与疼痛的发展性概念

儿童对疾病与疼痛的发展性概念如表5-1所示：

表 5-1 儿童对疾病与疼痛的发展性概念

认知阶段 （年龄）	疾病概念	疼痛的概念
前运思阶段 （2—7岁）	现象：将外部、无关、具体现象视为疾病的原因（例如，因为感觉不舒服而生病）。 传染：将疾病原因视为两个接近事物发生的魔法（例如，因为靠近感冒的人而得了感冒）。	认为疼痛主要是身体上的，认为疼痛可能是对错误行为的惩罚。
具体运思阶段 （7—10岁）	传染：将原因视为是"坏的"或"有害"于儿童的人、事物或行为（例如，因为没有戴帽子而感冒）。 内在化：将疾病视为具有外部原因，但位于体内（例如，通过呼吸空气和细菌而感冒）。	身体疼痛（如头痛、胃痛），能够感知的心理上疼痛（例如，某人死亡后，儿童会害怕自己身体受到伤害和死亡），可能将痛苦视为对错误行为的惩罚。
形式运思阶段 （13岁以上）	生理：将原因视为器官运行过程中的失灵或功能失调；可以按事件顺序解释疾病。 心理生理：意识到心理行为和态度会影响健康和疾病。	能够给出疼痛的原因（例如，跌倒导致疼痛），能够感知到几种类型的心理疼痛，尽管能成熟地理解疼痛，但无法像成年人一样去处理疼痛，害怕在痛苦经历中失去控制。

引自：HOCKENBERRY M，WILSON D & RODGERS C. Wong's Nursing Care of Infants and Children[M]，10th edition. St. Louis，MO：Mosby，2017.

2. 影响因素

儿童的疼痛经历受到多种因素的影响，包括年龄、文化程度、社会经济地位、发育水平、父母、疾病过程和以往的疼痛经历。儿童对疾病和疼痛的理解、应对方式和情感反应与儿童曾经的疼痛经历有密切关系。

儿童急性疼痛的管理是不完善的。关于儿童疼痛发生率和患病率的流行病学数据表明，大约有25%—46%的儿童经历了至少3个月的某种程度疼痛，且大约50%因癌症而住院的儿童在住院期间会感到疼痛。研究发现，在住院儿童的疼痛经历中，有27%的儿童在入院前经历过疼痛，其中77%的儿童在住院期间经历过疼痛，大部分为医疗相关疼痛。多达30%的儿童会经历严重的慢性或复发性疼痛，并干扰其日常活动。研究发现，事后报告中有儿童疼痛体验，但在疼痛管理方面存在差距。如果不是医务人员通过观察行为、使用量表，并直接询问儿童，那么该儿童很有可能无法得到疼痛治疗。

缓解疼痛包括以下几点建议：全天安排止痛药，以减轻孩子的痛苦，尤其是术后24小时；使用孩子可能会使用的语言直接询问孩子；勤观察，不要因为孩子在睡觉就认为他们没有疼痛。疼痛经历可能导致儿童发生各种并发症，从而降低儿童的各项功能和整体生活质量。例如，创伤后应激症状、婴儿期接触疼痛会影响婴儿的神经发育，增加儿童期焦虑症和皮质功能障碍，增加重症婴儿的发病率和死亡率，社交孤立，睡眠障碍，情绪改变，未来对疼痛或无痛刺激的反应过大等。

二、提供疼痛管理干预措施的障碍因素

（一）医疗专业人员因素

临床上一些护士和医生对疼痛管理原则一直存在些误解，包括以下几个方面：疼痛评估不一致；对受控物质的监管感到担忧；跨学科医疗成员之间的沟通不畅；药物的使用受法律的限制，如阿片类药物；成瘾；镇痛药的不良反应或疼痛的临床指标，尤其是严重的呼吸抑制和死亡；对儿童使用的阿片类药物的药代动力学以及正确剂量的误解；缺乏有关儿童对疼痛和疾病感知的知识；跨学科团队的应用不佳，或者缺乏应用；与疼痛评估有关的误区，如认为孩子睡觉或玩耍可以分散他们的痛苦。

（二）医疗体系

尽管使用临床实践指南可以提高疼痛管理的质量，但仍然存在许多障碍，导致在临床上指南使用方法并不完全一致，如服务提供者时间限制、缺乏熟悉度、改变日常工作方式的意愿缺乏、专业人员间沟通不畅、缺乏机构/行政承诺等。

（三）父母及其子女因素

导致缓解疼痛不足还包括父母及其子女因素：主要是因为父母缺乏疼痛管理教育，表现在惧怕药物副作用，害怕成瘾或镇静，这也与父母受教育程度有关。其他方面还包括父母对孩子疼痛的反应、孩子的情感和心理应对情况、儿童的疼痛应对行为、儿童及其父母和医疗保健提供者之间的疼痛评估差异、文化或个人对疼痛的理解以及治疗疼痛的"以家庭为中心疗法"。除此之外，孩子的疼痛管理还可能受其父母心理因素的影响。父母认为疼痛表明孩子疾病正在恶化，从而害怕向医疗团队报告孩子的疼痛情况。

（四）与儿童疼痛和疼痛管理相关的错误概念

1. 药物副作用会引发的呼吸抑制

药物副作用引发的呼吸抑制并不常见，一般只会在混合使用镇静药物时发生。初次使用阿片类药物的患者可能会存在呼吸抑制的风险，但我们可以通过严密监视和采用逆转方案来防止此并发症的发生。也就是说，只要适当地进行管理和监控，相对成人来说，阿片类药物对婴儿或儿童的危险性并不高。

2. 惧怕药物成瘾或依赖性

最新的国内调查显示，儿科医师无法提供癌症患儿足够的疼痛管理，最主要理由之一就是惧怕应用阿片类药物而引发成瘾的问题，从而过度排斥使用阿片类药物，这也与临床医护人员缺乏足够的教育及技能训练有关。

尽管医务人员与父母担忧患儿使用阿片类药物会引发成瘾或依赖性，但尚未有证据表明在临床上适当应用药物于儿科患者会导致成瘾性。

3. 正在睡觉/玩耍的儿童不会感到疼痛

由于儿童的特殊性，他们可能无法像成年人那样用语言表达自己的痛苦。然而，医疗团队可以通过正确使用疼痛评估量表，对儿童的疼痛进行评估。疼痛的评估指标包括面部表情、肢体语言和其他非语言提示。儿童可以指出疼痛的部位或者通过画图来传达疼痛。有调查发现，三岁以下的孩子能够准确使用疼痛量表，如面部疼痛量表。

4.疼痛的存在表示疾病恶化或接近死亡

疼痛的存在表示疾病恶化或接近死亡这种概念经常促使焦虑的家人想隐藏患儿剧烈的不舒适及疼痛,似乎如果儿童没有疼痛及对疼痛药物的需求,那么就可以远离死亡的威胁。事实上,当患儿处于疾病无法治愈的状况下,提供足够的疼痛管理可以协助患儿获得舒适的身心状况,可以延缓死亡,并提升患儿及其家庭成员的生活质量。

(五)与新生儿/婴儿疼痛相关的错误概念

1.太过年幼,无法感知疼痛

足月新生儿/婴儿对疼痛的敏感度与年龄较大的婴儿和儿童相同,早产儿的疼痛敏感性可能更高。新生儿对疼痛具有强烈的生理、行为、代谢和应激反应,并且还具有长期影响,包括对神经和行为发展的负面影响。由于在神经系统成熟的关键时期发生了疼痛,与足月新生儿相比,早产儿会表现出对疼痛的过度急性反应以及今后会有较差的行为和感觉。

2.神经系统发育不全,不会感知疼痛

新生儿脑干缺乏对疼痛信息的抑制调节功能,因此对疼痛的感觉可能要比成年人敏锐,早在20世纪80年代,科学家就发现新生儿对疼痛的反应比较大的儿童或成人还要敏锐,甚至发现在怀孕26周甚至更早的胎儿,其感知疼痛的中枢已发育,应用止痛药物可能会引发更严重副作用。一个月以上的婴儿与年龄较大的婴儿的药物代谢方式与儿童相同。因此,我们要仔细选择药物、剂量、给药途径和时间,并经常监测效果,以及药物调整和停药,这样可以最大限度地减少阿片类药物和非阿片类药物对新生儿疼痛的不利影响。

3.脑神经的髓鞘化不完全

这对于疼痛传播不是必需的,只会提高传输速度。以往的疼痛经历可能会影响疼痛反应,导致对有害刺激做出不成熟的行为反应。越来越多的文献表明,经历大量痛苦医疗操作的新生儿对未来疼痛刺激的敏感性会增加。

4. 儿童太小对于疼痛刺激不存在负面的记忆

即使年幼的婴儿，不充足的疼痛管理措施也可能导致神经系统损伤，干扰心理层面发育，更干扰他们与外界环境及家人的良性社交性互动。

5. 应用镇静剂取代镇痛剂

镇静药并不具有止痛效果，只是让患儿无法出现激烈的反抗及哭泣行为，对于患儿而言，疼痛的感受仍然存在，并且高剂量的镇静剂也会导致患儿出现呼吸抑制。

第二节 疼痛评估

一、疼痛的多维评估

目前，疼痛评估的一个明显缺陷是使用单变量的疼痛测量方法，最常见的是疼痛强度量表。我们应该使用多变量方法进行全面评估：自我报告或者父母报告，体格检查以及观察行为和生理变化，评估儿童的发育年龄、认知能力、体重、疼痛对儿童及家庭生活质量的影响以及儿童肾脏和肝脏的状态。

研究报告表明，儿童可能还会出现与慢性疼痛相关的并发症，如身体机能减退、睡眠障碍、疲劳和注意力不集中等认知问题。慢性疼痛还与精神病并发症相关，如儿童的焦虑和情绪障碍。

二、自我报告

疼痛的自我报告被认为是确定疼痛强度的最佳方法。自我报告评估须询问有关疼痛的多个方面的问题。

（一）部位

在身体的何处感觉到疼痛？请幼儿指出他的身体、玩偶或父母身上的疼痛部位。年龄较大的儿童和青少年可以描述疼痛的位置，或者使用图形和颜色表示疼痛的位置。对于新生儿来说，可能很难确定疼痛的确切位置。因为婴儿的反应是全身性的，疼痛通常会放射到其他部位。

（二）强度

疼痛有多严重？它相比之前是否有缓解？可以通过"数字"来量化（例如，在1—10的量尺上，其中10是最高程度的疼痛），但这只是进行良好评估的一部分。

（三）性质

疼痛的性质是指孩子对疼痛的感觉。学龄儿童和年龄较大的儿童通常可以使用语言来描述他们的痛苦。年幼的孩子可能需要用他们熟悉的描述，如"像捏一样""肚子疼"等。对于新生儿来说，疼痛性质的衡量是不精确的。

（四）类型

基础疼痛是指疼痛总是存在的。额外疼痛则是间歇性地发生，即发作快，强度大，也被称为突发性疼痛。可以询问孩子在某些活动期间的特定时间内疼痛是否变化，特别是疼痛加重的情况。需要注意的是，有时疼痛也可能与即将发生事情造成的焦虑有关。

（五）加重/缓解因素

什么因素使疼痛减轻或者加重？孩子及家庭如何帮助控制疼痛？对于新生儿来说，这些因素需要基于与治疗相关的护理评估。

（六）用药史

确定孩子的疼痛和疼痛管理史时，患者和家庭评估很重要。有偶发性急性疼痛或慢性疼痛的儿童可能有有效或无效的用药史。对于新生儿，需要基于用药记录和叙述，以确定哪些有效、哪些无效。一定还要询问家庭已经尝试或认为有用的任何自然疗法。

（七）对生活质量的影响

疼痛如何影响孩子的生活能力，进而影响生活质量？它会影响孩子做他想做的事情吗？疼痛会影响孩子睡眠或休息吗？疼痛会影响他们正常上学或者与朋友一起参加活动的能力吗？疼痛会影响他们的心理健康吗？

三、行为评估

可能表示疼痛的行为变化有：做鬼脸、警惕、退缩、呻吟、大笑、大声喧哗、拍手等。向家人询问有关孩子疼痛或不适的"信号"。对非语言儿童医护人员可补充自我报告。此外，行为评估不能在文化群体之间转移，因为社交会影响疼痛指标。注意切勿有主观性，如看到患者在睡觉、看电视或在床上安静地玩耍或躺在床上而忽视患者关于疼痛严重程度的报告。目前，尚没有专门针对儿童慢性疼痛的行为评估。

按年龄分类的疼痛可以分为以下几个阶段：

（1）婴儿（1—12个月）：无法安慰或进食，入睡困难，做鬼脸，活动状态改变，大声哭泣，频繁打哈欠，心动过速。

（2）幼儿（1—4岁）：对玩耍没有兴趣，呻吟，烦躁，食欲缺乏，睡眠困难或者过度睡眠，异常黏人。

（3）学龄儿童和青少年（5—17岁）：过于安静，不做过去有意义的活动，烦躁，愤怒，难以入睡。

四、生理评估

生理评估要与自我报告、身体和行为观察结合使用。可识别的生理性疼痛反应包括皮肤潮红、出汗、血压升高、心率加快、血氧饱和度降低、躁动不安和瞳孔扩大。生理疼痛反应在不同患者之间差异很大，慢性疼痛的儿童可能不存在这种生理性反应，这是因为他们对疼痛的生理适应性。在某些疾病中，疼痛可能表现不同。

五、法定代理人报告

可以使用父母和医务人员关于儿童疼痛的代理报告,要注意以下几点:与孩子的自我报告相比,父母和医务人员往往会低估疼痛程度。如果父母说孩子有疼痛,则很可能确实有疼痛。如果父母说孩子没有疼痛,则并不是说孩子就没有疼痛,也可能是父母作为一种应对机制否认事情的严重性。儿童、父母和护士的疼痛评分可能会代表不同的现象。儿童报告与年龄有关,而父母报告则反映出对孩子痛苦的主观感受。使用疼痛评估工具时,父母可以提供有关儿童疼痛的合理报告,但切勿根据观察到的行为而忽略孩子的疼痛报告。

六、重新评估

定期重新评估疼痛、疼痛的任何变化或镇痛方案的变化是至关重要的。进展较快的疾病需要对患儿进行更频繁的评估。我们应该指导儿童或家庭报告疼痛情况的任何变化,观察生理和行为的变化评估每个患者是否存在疼痛,不是只需询问"您有没有疼痛"。医护人员在提供止痛药后的适当时间间隔(静脉注射15—20分钟,口服45—60分钟)后,需要对每个新的疼痛进行全面的再评估,并完整地记录。对患儿进行再评估时应使用相同的疼痛评估工具,以确保评估的可靠性和有效性。建议儿童、青少年或父母写疼痛日记。护士可以教孩子或其家庭成员记录每日的疼痛反应,如强度评分、缓解疼痛、给予爆发性止痛药物的时间和剂量、有关活动或其他因素的其他说明。

七、疼痛评估工具

随着小儿疼痛评估和管理的不断发展,儿科专家已经开发了许多量表。临床医生和研究人员必须仔细评估,针对不同年龄阶段的患儿选择合适的疼痛评估工具。

(一)新生儿疼痛评估工具

评估新生儿疼痛,目前多使用的是包含生理和行为参数的量表。然而,在某些情况下,疼痛仍然没有得到很好的控制。关于脑部疼痛处理及其在新生儿行为中的反应的最新理论表明,需要更敏感的新生儿疼痛评价指标,但目前还未建立针对生命末期新生儿的多维疼痛措施。在新生儿中具有最多的心理测量和临床效果测试的量表包括以下几种:

(1)新生儿术后疼痛评分(CRIES)。

(2)早产儿疼痛量表(PIPP)。

(3)新生儿疼痛评估量表(NIPS)。

(4)新生儿疼痛、躁动和镇静量表(NPASS)。

(二)语言前/非语言量表

语言前/非语言的评估包含以下几个量表:

(1)面部、腿部、行为、哭闹、可安慰性量表(FLACC),2个月大的婴儿到成人已通过验证。

(2)幼儿疼痛观察量表。

(3)修订版客观疼痛评分。

(4)非沟通型儿童疼痛检查表 t(NCCPC-R)和非沟通型儿童疼痛检查表——术后版(NCCPC-PV)。

(三)自我报告疼痛强度量表

儿童和青少年的自我报告疼痛强度工具:

(1)FACES 疼痛量表——修订版。

(2)视觉模拟,图形等级量表,简单描述符量表,数字等级量表。

(3)3岁以下的孩子可以使用 FACES 量表,其他的则适用于学龄至成人。

(四)初步总体疼痛评估工具

(1)简明疼痛清单。

(2)父母/儿童全质性疼痛工具,适用于8—12岁儿童及其父母。

（3）神经性疼痛量表，适用于年龄较大的儿童及青少年。

（4）青少年儿童疼痛工具（APPT），适用于8岁以上慢性和急性期患者。

八、沟通方式评估

清晰的疼痛评估结果、客观的沟通（口头和书面形式）方式最终可以改善疼痛的管理。当描述疼痛的强度和疼痛造成的功能限制时（例如，患者无法忍受放射治疗），医护人员可以选择使用Lansky戏剧表演量表和对当前镇痛方案的反应（例如，疼痛评分趋势，无不良反应）。这些疼痛的评估方式可以使其他医疗保健专业人员能够更快地修改治疗计划，这也使护士可以充当患者的倡导者，在患者出院时，进行一致的疼痛评估（包括使用哪种工具）。

第三节 疼痛生理学

一、疼痛生理过程及类型

（一）生理过程

疼痛是一个复杂的生理过程，涉及细胞损伤和化学传导，导致个体的情感反应。疼痛的发生是一个完整的过程，分为以下几个阶段：

（1）传导：一种形式的能量转换为另一种形式的能量。当有害刺激引起组织损伤时，该过程发生在外周。

（2）传递：动作电位从脊髓受损部位继续，并上升到更高的中心。

（3）对疼痛的感知：有意识的疼痛体验。

（4）调节：抑制无意识冲动，起源于脑干的神经元下降到脊髓并释放抑制伤害性冲动传递的物质，如内源性阿片类药物、5-羟色胺和去甲肾上腺素。但是，由于抑制性神经递质的延迟表达，早产儿的自主神经的调节尚未完全发育成熟。

（二）类型

1. 神经源性疼痛

以感觉功能改变为特征，通常被描述为灼痛、电击、刺痛或射击痛。发生机制尚不十分清楚，目前认为是由于受伤导致重复的自发去极化，导致周围神经系统兴奋而引起的。在神经损伤消退后或者在预期的损伤消退时间之后保持良好状态。神经源性疼痛常与运动、感觉和自主神经功能障碍有关。与伤害性疼痛不同，它没有任何积极作用，不能保护个人免受进一步伤害，最好使用联合镇痛药（即抗惊厥药和三环类抗抑郁药）治疗。神经源性疼痛分为以下两种类型。

（1）中枢性疼痛

传入周围神经或中枢神经系统均可损伤。例如，幻肢痛（外周神经损伤），脊髓水平以下灼伤，属于中枢神经系统损伤。交感神经维持的疼痛，与自主神经系统失调有关。例如，在骨肿瘤患者进行的肢体抢救手术后，可以出现反射性交感神经萎缩症/灼性神经痛（复杂区域疼痛综合征，Ⅰ型和Ⅱ型）。

（2）外周性疼痛

多发性神经病沿着许多周围神经的分布感到疼痛。例如，儿童期癌症中的化学诱导神经病变，镰状细胞疾病中，反复缺血相关的神经病变。单神经病通常与已知的周围神经损伤有关，并且沿着受损神经的分布感觉到部分疼痛。例如，神经根压迫，神经受压，三叉神经痛。

2. 伤害性疼痛

急性疼痛的感觉始于伤害感受器的激活，从周围组织（即皮肤、皮下组织、内脏或躯体结构）开始，将伤害性刺激（即针刺）转化为电活动。疼痛可能是尖锐的、局部的、缓慢的、迟钝的并且难以定位的。冲动传导通过传入神经到达脊髓，然后到达丘脑和大脑皮层，最终感觉到疼痛。大脑皮层发出冲动，提供对疼痛的情感反应，神经调节剂或内啡肽给患者带来不同程度的疼痛。急性组织损伤导致局部神经调节剂释放，进而激活其他局部伤害感受器，警告并保护个人免受进一步伤害。伤害性疼痛可分为两种类型。

(1) 躯体痛

躯体疼痛是刺激浅表皮肤和深层肌肉骨骼结构中的疼痛受体而发生的。它通常易定位，被描述为锐痛、酸痛或跳痛。例如，手术切口、黏膜炎的组织损伤，炎症和转移性病变。

(2) 内脏痛

内脏疼痛是由胸、腹和骨盆内器官的浸润、扩张、压迫或扭曲引起的，它通常难以定位，被描述为模糊、沉闷的不适感。

二、关键术语的定义

（一）总体疼痛

现代临终关怀运动的创始人戴姆·西塞莉·桑德斯女士首先描述了总体疼痛的概念，介绍了疼痛的多维本质。这个概念将疼痛的医学定义扩展到疼痛的情感、精神、社会以及生理方面。然而，虽然大多数卫生专业人员都接受过评估和处理生理上疼痛的训练，也许还包括疼痛的心理成分，但通常很难从教育方式识别精神上和社会上的痛苦，更不用说痛苦的其他方面了，一个人无法识别个体的所有疼痛，这强调了跨学科方法的重要性。

（二）耐受性

耐受性是一种适应性状态，在这种状态下，使用药物机体会发生变化，从而导致对一种或多种药物的作用随时间推移而减弱。例如，使用阿片类药物后，患者的耐受性可持续数天或更长时间。

第一个耐受性指标是服用一定剂量的阿片类药物后，患者的镇痛持续时间缩短，其次镇痛效果降低。对于长期服用稳定剂量药物后镇痛作用减弱的慢性病患者，临床医生不应忽视患者有可能会出现疾病复发或新病理变化。此外，通过适当增加阿片类药物的剂量或者缩短用药间隔可以控制耐受性，转变阿片类药物也会降低耐受性。由于担心"浪费"阿片类药物的有效性，因此不应禁止有慢性疾病的患者使用阿片类药物。关于耐受性的误解可能导致治疗延误或者拒绝服用足够剂量的阿片类药物。尽管人们普遍持有这种信念，但我们要知道，耐受并不等于成瘾。

（三）生理性依赖

生理性依赖是指对某种物质的神经生理适应状态，表现为突然停药、迅速降低剂量、和/或服用拮抗剂（如纳洛酮）后发生的药物类特异性戒断综合征。连续服用阿片类药物超过2—3天后，应预期个体会出现生理性依赖。戒断症状包括腹部绞痛和腹泻、流鼻涕/鼻塞、关节疼痛、呕吐。在7—10天内缓慢停药可避免戒断症状，方法是将前一天的剂量减半持续2天，然后每2天减少25%的剂量（本方法因药而异）。如果出现戒断症状，请采取支持性措施并将剂量增加至以前的水平，并以较慢的方式停药。

（四）心理性依赖

心理性依赖（成瘾）是一种心理依赖性和强迫性用药，其特征是持续渴望阿片类药物和除疼痛以外的其他原因需要阿片类药物、非法和反社会行为以获取药物，这是一种慢性复发性疾病。

三、疼痛的紧急医疗情况

疼痛应被视为一种医疗紧急情况。快速评估和治疗疼痛对于防止儿童和家庭矛盾持续升级和长期不适至关重要。医生、药剂师和其他护士应与家庭密切合作，提供跨学科的疼痛"护理计划"（即儿童生活专家、物理疗法、作业疗法、影像诊断以及其他咨询专业服务），包括疼痛史、当前用药、急性疼痛发作时的剂量、与主要治疗团队的联系电话等，还应考虑使用非药物疗法来治疗疼痛。

四、两阶梯止痛法

WHO的两阶梯止痛法：当患者出现轻度疼痛（0—10级时约为1—3）时，如果孩子有神经性疼痛，应使用处方药和辅助药物；如果疼痛为中度至重度（4—10）时，应继续使用非阿片类药物和辅助药物，并使用阿片类镇痛药。

(一)按时间给药

疼痛管理的目标是预防疼痛或保持疼痛等级,使患者能够恢复功能和提升生活质量。当疼痛是全天的或连续或持续时,应考虑更改药物的剂量。使用镇痛药可减轻因患者犹豫是否使用止痛药时身体的疼痛,或者在等待保健医生准备止痛药时的疼痛。定时使用止痛药可使机体达到稳定的治疗状态,提供持续的止痛效果,并可耐受副作用。镇痛药在必要时给药,通常以随机方式进行,这会导致机体短暂的疼痛缓解,但随后可能是长时间的疼痛,并增加了不良反应。儿童经常会等到出现疼痛时,才要求使用镇痛药,然后在等待药物起作用时会经历过度的疼痛。现已发现,必要时给药作为疼痛控制的唯一方法是无效的,但如果是在提供额外剂量以治疗爆发性疼痛时可能是合适的。"按时间给药"在新生儿中尤为重要,因为他通常是在表现出明显的疼痛迹象后才接受药物治疗。

(二)疼痛之前的处理

我们必须教育医疗保健提供者,并向患者和家庭提供有关阿片类药物恰当使用的医疗信息。因为确定止痛药的剂量时须考虑每个儿童的需求,没有适用于所有儿童的标准剂量,我们的目标是为每个儿童提供预防复发的止痛药剂量,使儿童保持无疼痛状态。

五、给药途径

对儿童进行药物治疗时应该通过最简单、最有效、创伤最小的途径。因为儿童年龄、合作程度和性格的影响,通过口服用药会有不同程度的困难。如果口服药物无法进行,孩子和父母会为避免使用其他有创伤的用药途径而少报告疼痛。因此,我们在向儿童提供药物时也应考虑药物味道,可以向药剂师咨询,以向儿童提供各种口味的口服药物,配方药剂师可以协助提供各种愉快口味的儿童口服药物。这可能会花费更多,但会提高口服药物的依从性和舒适度,从而提高孩子的生活质量。给药途径包括以下几种。

（一）口服

长效（缓释）片剂（如硫酸吗啡缓释片、羟考酮缓释片、Oramorph）/胶囊。长效片剂有更长的给药间隔（如 8、12 或 24 小时），这可以更持久地缓解儿童的疼痛，也提供了不间断的睡眠或活动（即上学）。吗啡散剂可为那些无法吞咽片剂但可以吞咽少量与该药物混合的苹果酱、布丁或冰淇淋等的患者提供长效缓解。

（二）注射给药

在生命临终期，给药途径通常会发生变化。专业人士和外行人对此存在误解，认为静脉、肌肉或皮下给药比口服给药更有效。其实口服给药可提供等效的镇痛效果，但与 IV（静脉注射）或 SQ（皮下注射）途径相比，需增加剂量。

（三）肠内

当患者不能吞咽时，可以使用胃管来口服药物，但在临终给予止痛药时应慎重考虑此方法。

（四）黏膜

儿童口服枸橼酸芬太尼（OTFC）时，把芬太尼装在涂药器上，在口腔黏膜上摩擦，药物可迅速吸收。该制剂对于爆发性疼痛是有用的，使用后 5—15 分钟药物的治疗性血浆水平会达到高峰。这适用于新生儿，我们可以教父母将药物涂在牙龈上。OTFC 可以在快速发作的突破性疼痛（即传统的用于爆发性疼痛的药物会导致缓解延迟）或在短暂但痛苦的敷料更换之前使用。但是，由于基本的阿片类药物剂量不能预测有效的 OTFC 剂量，因此必须谨慎使用剂量。

（五）经皮

目前，唯一透皮吸收的阿片类药物制剂是芬太尼。该贴片放置在具有良好毛细血管循环的无毛、无水肿的皮肤上（通常贴在躯干、肩膀或上臂上方），可放置 72 小时。注意应仅在已经接受阿片类药物治疗的患者中使用，不应用于有急性、术后疼痛或间歇性疼痛的患者，需谨慎剂量，因为芬太尼受热会加速吸收，使血浆药物浓度增 3 倍以上。因此，应指导患者避免使用加热垫、电热毯、热水浴和其他持续热源。高热患者也可能会使芬太尼吸收增加，因此应评估其使用阿片类药物的毒性。目前，不建议用于 2 岁以下的儿童。应用 1 片贴剂后，疼痛发作高峰会延迟约 17 小时。

芬太尼透皮贴剂的不足是它的镇痛高峰期比较晚。对于爆发性疼痛，必须使用另一种立即起作用的镇痛药。如果患者由于无法忍受它的副作用而去除了贴剂，那么残留量是很小的，血清药物水平会缓慢下降，会延长副作用，药物的副作用可能会导致患儿病情的变化，因此在使用时要注意结合患儿的年龄、病情、药物的剂量、浓度、给药方式。

（六）局部给药

辣椒素可用于神经性疼痛。局部使用利多卡因和其他局部麻醉剂可以缓解孤立的、短暂的疼痛症状。另一种局部外用制剂是含 5% 利多卡因的贴剂，可以用于缓解与神经病变相关的疼痛。目前，局部使用阿片类药物（不要与经皮给药相混淆）存在争议。如果用于缓解手术性疼痛，则必须在手术开始之前留出足够的时间（通常为 20－30 分钟）使药物起作用。

（七）静脉注射

当儿童无法吞咽或通过胃肠道吸收药物时需要使用静脉通路，但这可能会使家庭护理变得复杂。许多需要舒缓疗护的儿童出院时已经带有静脉通路，如门式导管、中心静脉导管，可以使用肠胃外途径给药。持续输注药物可以持续控制疼痛，而不会增加峰值水平的副作用和低谷时的爆发性疼痛。6－18 岁的儿童可以通过自控镇痛泵而获得有效的疼痛控制。

（八）皮下注射

儿童皮下注射与静脉注射一样有效。皮下注射速度最高为 5－10 毫升/小时，但最理想的是 1－3 毫升/小时。Insuflon SC 导管（HYPOGUARD，Edina，MN）是一个系统，使用的 Teflon（铁氟龙）导管可以保留在原位长达 7 天。

（九）肌肉注射

不建议使用，因为血管吸收药物差异很大，存在潜在延迟现象以及疼痛。儿童不应通过肌肉注射接收止痛药，并且还应预防发生因疾病进展导致肌肉质量变差的现象。

（十）脊髓给药

药物联合给药可以通过硬膜外或鞘内途径进行，包括阿片类药物、局部麻醉药和/或 α-肾上腺素激动剂。这项技术非常复杂，医疗专业人员需要具备专业知识，并对家庭或其他环境进行评估，因此可能会增加护理人员的照护负担。

感染的风险和成本是另外一个问题。当儿童不能耐受阿片类药物的全身副作用时，可以使用椎管内给药。椎管内镇痛的另一个适应证是下肢神经病理性疼痛，可能对硬膜外局部麻药（如丁哌卡因）有反应，可单独或与阿片类药物联合使用。当采用硬膜外或鞘内途径时，在最初的 24 小时内每小时评估一次儿童的意识状态和呼吸频率、深度，以防止发生迟发性呼吸抑制。

六、阿片类药物在新生儿中的应用

早产儿和足月新生儿对大多数阿片类药物的清除率较低，而半衰期较长。当连续输注时，我们要注意，因为随着时间的推移，药物会缓慢累积，血清水平较高，但这可能不会马上被注意到。

NICU 中最常见的镇痛药是静脉注射阿片类药物，如吗啡和芬太尼。在大多数已出版的教科书中提到常用的剂量即可减轻疼痛，同时可最大限度地减少心肺方面的副作用。对阿片类药物的耐受通常通过增加剂量来管理，尽管临床上辅助镇痛药或镇静剂也可能有用，但要注意防止蓄积中毒。

第四节 镇痛药物

一、常用镇痛剂

（一）非甾体类抗炎药

非甾体抗炎药（nonsteroidal anti-inflammatory drugs，NSAIDs）可用于缓解骨痛和许多其他疼痛综合征。NSAID 具有抗炎、镇痛、解热的作用。常用药物有布洛芬、萘普生等。由于雷氏综合征，阿司匹林通常不用于儿童。与阿片类药物不同，非甾体类抗炎药具有天花板效应，剂量增加到一定程度以上不会增加镇痛作用，只会增加不良反应的风险。

NSAIDs 并不适用于所有患者，如接受化疗、胃肠道出血史、手术后、肾脏疾病的患者不适用。非甾体抗炎药常见不良反应会产生明显的胃肠毒性。胃出血风险在有溃疡的人中很常见，在与其他药物（如皮质类固醇）合用时也很常见。预防胃肠副作用的方法：长期使用胃黏膜保护剂；联合使用米索前列醇（可减少胃溃疡的发生）；合用 H2 受体阻滞剂、硫糖铝酸盐和抗酸药（常规剂量的 H2 阻滞剂可预防十二指肠溃疡，高剂量能预防胃溃疡）；使用质子泵抑制剂与 H2 受体阻滞剂（短期和长期使用均能预防胃肠副反应）。

非甾体抗炎药会抑制血小板聚集，因此有潜在出血风险，因此对于由于恶性疾病或因治疗导致血小板计数减少的癌症患者，停止非甾体抗炎药可逆转这种现象。积极接受癌症治疗的儿童经常被告知不要使用非甾体抗炎药。在生命快结束时，非甾体抗炎药可能是一种有效的止痛药，但在开始使用这种药物之前，一定要与患者和家属沟通，因非甾体抗炎药可引起肾功能不全，尤其是当儿童脱水时。因此，提前补充水分可抵消这种作用。

非甾体抗炎药对乙酰氨基酚最大的作用是镇痛退热，常见的不良反应是过量使用引起肝功能障碍。使用时基于体重的最大每日剂量是：28－32 周新生儿 40 mg/（kg·d）；32－36 周早产儿 50 mg/（kg·d）；出生后≥10 天足月儿

90 mg/(kg·d)；婴儿/儿童每次 10－15 mg/kg，q 4－6 h/次，在 24 小时内最多 5 次。对乙酰氨基酚存在于羟考酮和氢可酮药物中。鉴于对乙酰氨基酚有给药错误的风险和用药过量导致肝毒性的风险，这些组合产品应在儿童中谨慎使用。

（二）阿片类药物

1. 曲马多

曲马多是一种弱阿片类镇痛药，可能对慢性疼痛有效。它有三种配方，可以单独使用，可以与对乙酰氨基酚组合使用，也可以作为缓释片剂每日给药一次。其独特的双重机制包括与 mu 受体的弱结合以及对去甲肾上腺素和 5-羟色胺再摄取的抑制。曲马多由于有会增加呼吸抑制的风险，有时会威胁患儿生命，不宜用于 12 岁以下以及所有接受扁桃体切除术或腺样体切除术的儿科患者。据报道，曲马多会导致小于 18 岁的患儿呼吸变慢或呼吸困难。肥胖、阻塞性睡眠呼吸暂停或严重的肺部疾病或药物的超快速代谢者的发生呼吸抑制的风险可能会增加。

非阿片类药物可能会增加曲马多对神经性疼痛的效果。由于恶心和呕吐的发生率很高，剂量须在数周内缓慢增加，这限制了其对急性疼痛的有效性。医嘱联合用药时，必须谨慎使用，因为患者容易接受有毒的对乙酰氨基酚成分，尤其是在服用其他含对乙酰氨基酚的药物时。请记住，儿童服用的许多药物都含有对乙酰氨基酚，一些家庭和照顾者担心使用乙酰氨基酚会掩盖免疫功能低下患者的发热。

联合用药也可能限制对乙酰氨基酚的使用，因为患者或家人可能会使用阿片类组合剂，如果担心仅使用对乙酰氨基酚可能无法有效治疗疼痛，建议先尝试使用对乙酰氨基酚治疗轻度疼痛，然后如果疼痛得不到缓解，可使用羟考酮作为单一药物来控制未经治疗的疼痛。如果联合用药，请注意剂量和使用频率。如果疼痛未得到控制或者需要超过最大剂量的额外剂量，必须通知医疗保健提供者和父母，但对乙酰氨基酚成分药物使用不超过每天最大剂量。

2. 吗啡

世界卫生组织（WHO）指出，吗啡应该是中度至重度疼痛的首选止痛药。它被认为是儿科舒缓疗护的金标准和阿片类药物的起始标准。它通过肝脏代谢，并通过肾脏排泄。如果儿童患有肾功能不全或衰竭，应调整剂量或更换阿片类药物。作用机理是阿片类药物阻断与疼痛产生有关的神经递质的释放。吗啡和芬太尼是新生儿中最常用的阿片类药物，但要谨慎使用。新生儿对吗啡的敏感性影响因素有分布体积较小、清除率降低、可能进入大脑增加（血脑屏障的通透性增加）、呼吸机对低氧血症和高碳血症反应不成熟等。

3. 氢吗啡酮

氢吗啡酮的效力是吗啡的 5—7 倍，因此需要的剂量较低。如果对吗啡或芬太尼不耐受性，氢吗啡酮可能是一个很好的选择。

4. 美沙酮

美沙酮近年来由于用于疼痛的治疗而受到青睐，但关于儿科使用的公开数据很少，而病理报告显示它对慢性疼痛有效。推荐起始剂量为：0.1 mg／kg，每 6—12 个小时 1 次。美沙酮起效慢且达到峰值时间长，因此是提供持续释放效果的替代药物。没有证据表明美沙酮可用于爆发性疼痛，美沙酮的半衰期长且无法预测（5—100 小时），伴有蓄积风险，可能导致用药过量和镇静延迟，因此应缓慢调整剂量。

2006 年 11 月，FDA（美国食品药品监督管理局）发出了与使用美沙酮有关的心源性猝死的警告。美沙酮可延长 QT 间期，大剂量服用可导致室性心动过速，尽管证据尚不清楚，但建议在开始使用美沙酮时或逐步增加剂量时应监测 EKG（心电图）。美沙酮只能由经验丰富的疼痛管理人员使用，以确保正确的处方和监测。儿童不宜使用哌替啶。

（三）抗惊厥药

加巴喷丁已成为治疗儿童神经性疼痛的首选镇痛药。此药物最常见的副作用是嗜睡，肾功能不全的患者应减少剂量；最大剂量 50—75 mg/（kg·d）

（2400—3600 mg/d），要注意眼球震颤、镇静、震颤、共济失调和肿胀的监测。普瑞巴林也可用作神经性疼痛的辅剂。

（四）三环类抗抑郁药

三环类抗抑郁药的镇痛作用机制似乎与抑制去甲肾上腺素和5-羟色胺有关。这些药物可用于治疗神经性疼痛。阿米替林和去甲替林应在睡前服用。三环类抗抑郁药的副作用包括抗胆碱能作用，如口干和便秘。心脏心律不齐、传导阻滞、闭角型青光眼和临床上明显的前列腺增生是三环类抗抑郁药的相对禁忌证。新生儿中很少使用三环类抗抑郁药作为镇痛药。

（五）局部麻醉药

局部麻醉药通过抑制钠离子在感觉神经膜上的移动，其作用与旧式抗惊厥药相似，这样可以防止疼痛沿着神经元传播。可以在静脉内（如利多卡因）、脊椎（例如，硬膜外或鞘内注射，通常是丁哌卡因）和局部皮肤完整处（利多卡因2.5%，普罗卡因2.5%）给药，以减轻神经性疼痛。

（六）皮质类固醇

皮质类固醇可抑制前列腺素的合成并减少周围组织的水肿。皮质类固醇是有效的镇痛药，通过直接破坏肿瘤细胞来减轻肿胀，如脑肿瘤患者。最好在血管中使用类固醇，给予负荷剂量可迅速缓解与颅内压增高、神经压迫或关节炎有关的疼痛，然后逐渐减少剂量和增加阿片类药物或其他副作用不太严重的辅助药物。应谨慎使用皮质类固醇，长期使用会产生严重不良反应，例如，形成类熊体形、体毛过多、血糖升高、食欲亢进引起的体重增加、明显的情绪负担（包括好斗和极少数情况下的精神病）、行为变化（例如，在学校可能得多动症等）。地塞米松产生的皮质激素作用最小（由于药物对肾上腺的作用，钠和钾的排泄发生变化），通常是终末期首选。标准剂量范围可能很广，剂量高达16—24 mg/d。

（七）抗焦虑药

劳拉西泮、地西泮和咪达唑仑可以用于缓解神经痉挛以及阿片类药物引起的肌阵挛。这些药物在新生儿人群中很少使用，除了作为止痛药的辅助手段外，巴比妥类药物（即苯巴比妥、戊巴比妥）也很少使用。

（八）镇静剂

右美托咪定是对婴儿和儿童有效的镇静剂，在保持呼吸道通畅的情况下很少发生呼吸抑制。但是，右美托咪定会抑制心血管系统（会根据孩子的年龄发生不同程度的心动过缓、低血压和高血压），因此应在ICU中应用。

二、镇痛剂的副作用

（一）便秘

在较大的婴儿和儿童中，使用阿片类药物引起的便秘会产生严重的继发性副作用，包括后背痛、腹痛、恶心/呕吐和发热。因此，应尽量避免阿片类镇痛药引起的便秘。护理措施如下：

（1）首先要询问儿童平常的规律习惯/模式。

（2）儿童的阿片类药物治疗方案应包括每日大便软化剂和增加水的摄入，如果可能/可以耐受的话，应从开始使用阿片类药物就开始。

（3）注意疾病的情况（即不要给肌肉张力低的孩子使用膨胀剂，因为不能排出大块的粪便）。

（4）如果患者两天没有排便，则添加刺激性泻药以增加肠蠕动并排出粪便。

（5）如果孩子便秘数天，应首先评估是否有嵌塞或阻塞的征兆/症状。

（6）对于长期服用阿片类药物的儿童，可能需要调整泻剂剂量（如柠檬酸镁）以维持排便。

（二）镇静

儿童使用镇痛药物有镇静作用，并通常会对此产生耐受性。父母可能会因患者无法缓解的疼痛而精疲力竭，一旦疼痛减轻，他们会如释重负，因此应对父母和孩子进行镇静教育。如果镇静作用持续存在，则应添加精神兴奋剂或者转换另一种阿片类药物，以帮助治疗这种不良反应。

新生儿镇静作用难以评估。在非常不成熟的婴儿中，身体和内部能量（如葡萄糖）极有可能发生消耗。由于疼痛，婴儿几乎没有支持热量消耗的储备。镇静通常会导致呼吸抑制，因此应进行监测。但是，如果对儿童使用阿片类药物进行积极的临终关怀，监测可能不合适（关注儿童而不是监测员的人数），因此应与医疗团队和家人讨论监护仪的使用情况。如果孩子在家临终关怀，监护仪的使用可能不可用或不合适。

（三）尿潴留

相较于接受过阿片类药物的患者，尿潴留在未接受此类药物的患者中更为常见，并且最常见于通过脊髓给药（例如，硬膜外或鞘内注射）的患者，这种作用通常在几天之内就会产生耐受性。

（四）恶心、呕吐

止痛药的副作用有恶心和呕吐。在新生儿中不容易评估是否发生恶心，但可以看到喂养不耐受、吐痰或呕吐。治疗方法包括止吐药或者改用其他阿片类药物、使其放松、闻孩子喜欢的气味、音乐等。

（五）瘙痒

阿片类药物使用脊柱给药时最常见的不良反应是瘙痒，瘙痒通常仅限于面部、颈部和上胸部，是由组胺释放引起的。吗啡比芬太尼更易出现此不良反应，通常会在几天之内发生耐受，可以使用抗组胺药或者低剂量纳洛酮静滴。与成人相比，儿童患有阿片类药物的发生瘙痒症更多。新生儿免疫系统未发育成熟，因此不太可能出现瘙痒或皮疹。

（六）呼吸抑制

呼吸抑制虽然很少见，但却是照护者对于儿童疼痛管理是否采用麻醉止痛药的最大障碍之一。镇静几乎总是先于呼吸抑制发生，因此，在大多数情况下，医务人员会告知该风险。在未接受治疗的患者中，最可能发生呼吸抑制是在首次服用阿片类药物之后或者阿片类药物剂量改变后。

如果孩子无法唤醒、呼吸频率低且氧合不良（可以使用脉搏血氧仪，或者评估指甲的血流灌注情况），则可以考虑使用阿片类药物逆转。如果孩子患有真正的阿片类药物引起的呼吸抑制，请尝试唤醒孩子，要求孩子深呼吸并吸氧。如果孩子不能唤醒，那么要用纳洛酮（阿片类药物拮抗剂），但这可能会导致戒断综合征并逆转药物的所有止痛作用，因此必须谨慎使用。

（七）谵妄

《重症监护病房和镇静治疗专家共识》（2018版）特别提示要重视儿童谵妄问题。因镇静和镇静药而导致的呼吸抑制、血压下降和戒断反应综合征等并发症早已被关注，但谵妄并未引起重视。谵妄是PICU常见的一种严重、复杂且重要的严重神经精神疾病，虽然小儿谵妄持续时间短暂，但会增加小儿自我伤害和延迟出院的风险。目前，还未有公认的治疗儿童谵妄的指南。研究显示，能确切降低小儿谵妄风险的措施是使用丙泊酚作为单一麻醉剂，或者在吸入七氟烷麻醉时给予其他药物，如右美托咪定、芬太尼、氯胺酮、可乐定，或者麻醉结束时单次丙泊酚静脉推注。

（八）血压下降

患者手术后可能会因严重缺氧、麻醉过深、二氧化碳蓄积、术后疼痛等原因导致心率改变、血压下降。婴儿动脉收缩压和循环血容量是密切相关的，所以小儿心动过缓会对身体产生很大影响。为了确保通气顺畅，防止血压下降，在整个手术以及恢复过程中，要保持病房安静舒适，尽量减少外在刺激和意外伤害的发生；另外要固定好仪器，防止脱落，但也不要过紧；要保证患者有一定的活动空间。

三、阿片类药物所致呼吸抑制的管理

患儿使用阿片类药物时若发生呼吸抑制，此时可以应停止或减少25%的输液量并刺激患儿，例如，轻轻晃动，呼唤姓名，刺激呼吸，给氧。如果患儿不能被唤醒或者发生呼吸暂停，应给予纳洛酮。在给予纳洛酮时医护人员要全程密切关注患儿。此外，纳洛酮的拮抗作用持续时间可能比阿片类药物短，作用时间约为30—60分钟，而大多数阿片类药物的作用时间则更长，一旦纳洛酮的拮抗作用减弱，可能需要重新服用。需要注意的是，纳洛酮能被脂肪吸收，这可能会降低药物在血管内的利用率。因此，在进行阿片类药物使用时必须仔细监测患者的镇静、呼吸状态和镇痛状态，如果阿片类药物是在患儿生命结束时提供积极的疼痛管理，那么其副作用呼吸抑制可以被忽略。

四、镇痛剂调整

镇痛药调整可以根据患者的目标、疼痛强度、功能、睡眠和情绪状态进行。与成人一样，大多数阿片类激动剂不存在上限或最大剂量。

（一）阿片类药物的调整

调整阿片类药物的效果，请遵循以下步骤：① 在感到疼痛复发时，根据药物的药动力学酌情提供儿童药物；② 评估每种药物剂量并记录缓解儿童疼痛所需的药物量，以保持儿童舒适；③ 要计算药物使用的24小时总剂量，并针对特定的阿片类药物将其分为适当的给药间隔。如果孩子持续存在疼痛，使用长效阿片类药物剂量与按需的救援剂量可以更好地缓解疼痛，同时要减少不必要的副作用；④ 对于暴发性疼痛，可以使用速释药物以24小时总剂量的10%—20%服用，随着缓释剂量的增加，立即释放剂量也增加，如果孩子需要频繁的暴发性疼痛药物治疗，请根据报告的疼痛严重程度将长效剂量增加50%—100%，6个月以下婴儿的阿片类镇痛药的起始剂量是儿童常规起始剂量的1/4—1/3，如果孩子正在连续输注阿片类药物（IV 或 SC），则暴发剂量为每小时剂量的50%—100%，例如，如果孩子正在以2 mg/r的速度连续输注吗啡，则突破剂量应该是1—2毫克。

如果孩子常规服用阿片类药物超过3—5天，建议逐渐减少药物剂量以防止由于生理依赖性而出现戒断症状。如果在逐渐减量的过程中疼痛再次出现，请停止减量并调整至适当的镇痛作用。如果在逐渐减量期间出现戒断症状，请在戒断症状发作之前恢复到原来剂量水平，并以较慢的速度减少剂量。对于新生儿，使用评分系统来指导阿片类药物的停药（即芬太尼、吗啡等），并最大限度地减少戒断症状。

（二）阿片类药物的轮流使用与等同镇痛效果

临床上为了达到有效的疼痛管理，最常采用的方法是"阿片类药物轮流使用"。其定义是从一种阿片类药物转换为另一种阿片类药物，以提供更好的效果。该策略的基本原理是基于药理和临床观察结果，这些结果表明，改变药物更可能会改善疼痛缓解和副作用之间的平衡。

每种阿片类药物都具有不同的用途效力，用途效力定义是产生预期效果所需的剂量。当从一种阿片类药物转换为另一种阿片类药物时，新阿片类药物的起始剂量必须根据患者已接受的当前阿片类药物的 24 小时累积剂量及其相对效力的差异来计算。如果计算出的新阿片类药物的起始剂量过低，则患者的疼痛将无法得到很好的控制；如果剂量过高，则患者可能会经历无意的镇静或用药过量。由于患者已经对先前的阿片类药物产生耐受性，但尚未对新的阿片类药物产生耐受性，因此应将计算出的等同镇痛剂量减少 25%－50% 以解决交叉耐受性。一旦剂量降低了 25%－50% 以解决交叉耐受性，就应该考虑先前的阿片类药物是否很好地控制了患者的疼痛。如果没有，那么应将计算出的等同镇痛剂量增加 15%－30%。

第五节　疼痛管理

一、医疗操作过程中疼痛管理

儿童在常规医疗保健和疾病期间都要经历许多医疗操作性疼痛（如静脉输液管放置、腰穿、骨髓穿刺、手指/脚跟贴、引流管放置、血液检查和 SC／IM 注射的静脉穿刺、肌肉或通常/皮肤活检）。即使是简单的操作，如去除胶带或翻身，也可能引起不适。医疗操作过程中的疼痛管理目标是：最小化疼痛和最大限度地加强患者合作。我们可以在操作前让父母和孩子做好准备，如提供信息、治疗游戏、分散注意力、放松技巧等。

二、药物疼痛管理

利多卡因和丙胺卡因共溶性合剂是一种局部麻醉剂的低共熔混合乳膏，可以缓解与静脉输注、静脉穿刺、肌肉注射和腰椎穿刺有关的疼痛。在操作前至少 1 小时，将乳霜涂在适当的部位。利多卡因膏 4%（lidocaine 4%）也有很好的效果，应在操作前 30 分钟应用。

三、非药物疼痛管理

（一）非药物疼痛管理措施

儿童富有想象力和娱乐性，他们特别喜欢非药物干预，儿童会利用分散注意力的方法来应对身体和情绪上的不适。

1. 父母陪伴

对于儿童来说，最重要的非药物疼痛处理方法是父母或其他亲人在场。鼓励父母在儿童疼痛的发作期间以及等待镇痛药发挥作用期间，抱着、按摩或拥抱孩子、唱歌或讲故事，但切勿约束孩子。在紧张的情况下，父母"放手"会使操作更加困难，并有可能使孩子或护士处于危险之中。

2. 认知行为疗法

认知行为疗法可作为镇痛疗法的有效辅助手段，在给予暴发剂量的速释阿片类药物后，也可以使用它们。对阿片类药物的反应可能会有所延迟，在此期间非药物技术有助于减轻疼痛。

3. 物理措施

物理措施可使人放松并缓解疼痛。在一项针对临终患者的按摩研究中，通过血压、心率和皮肤温度的测量，表明按摩可使患者得到放松。

4. 重新支撑

袋鼠式护理（皮肤对皮肤）将仅穿纸尿裤的婴儿俯卧于照护者裸露的胸口，用手固定其背部和臀部使肌肤充分接触，以聆听照护者的心跳声，随着呼吸有节律地运动。袋鼠式护理的好处是多方面的，可以使婴儿的心率稳定、呼吸更规律（呼吸暂停发作减少75%）、哭声减少。

5 其他辅助疗法

常使用的辅助疗法有芳香疗法、按摩、游戏疗法、拥抱新生儿、包裹、轻晃、非营养性吸吮等，应鼓励父母和孩子报告使用任何补充疗法，以避免与其他药物发生相互作用。

（二）新生儿/婴儿非药物疼痛管理

新生儿/婴儿的非药物疼痛疗法包括以下几个方面：①尽量减少新生儿/婴儿所遭受的疼痛事件的数量。②通过最大限度地减少光线、声音和温度来调节新生儿/婴儿所处的环境。③尽量减少新生儿/婴儿睡眠中断，安排低照度/低噪声的时间，提供奶嘴以进行非营养性吮吸。④在对新生儿/婴儿进行轻微疼痛的操作前2分钟，口服0.1－2 mL 24%蔗糖溶液。⑤给予生理/发育支持性体位，使用毯子或手工襁褓（将婴儿的四肢屈伸并紧握靠近躯干），使用袋鼠式护理或"皮肤对皮肤"的方式。⑥应该鼓励新生儿/婴儿的父母和照顾者报告使用的任何综合疗法（如音乐、摇椅等）。⑦对新生儿/婴儿进行抚触、轻柔的抚摸以及提供带有父母柔和声音的音乐或录音。图5-1为新生儿疼痛非药物管理指南。

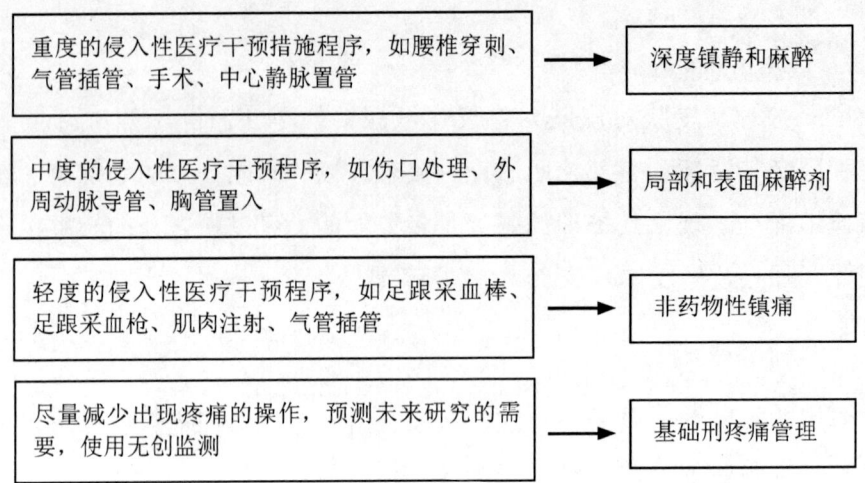

图 5-1 新生儿疼痛非药物管理指南

引自：WITT N，COYNOR S，EDWARDS C，BRADSHAW H. A guide to pain assessment and manage-ment in the neonate[J]. Current Emergency and Hospital Medicine Reports，2016，4(1)：1-10.

四、生命终末期疼痛管理

（一）濒死儿童的疼痛

报告显示，约有 80% 的儿童报告生命结束时会感到疼痛。由于多种痛苦的医疗操作、复杂的医学疾病、用于治疗疾病的治疗方法等原因，濒死的儿童更容易遭受更多的疼痛和情绪 / 精神痛苦。

缓解疼痛不足会通过增加生理压力、降低潜在免疫力、降低活动能力、增加肺炎和血栓栓塞的风险以及增加呼吸和心肌需氧量来加速死亡。此外，疼痛会损害个人的生活质量，增加恐惧和焦虑感，无法缓解的疼痛会增加儿童的发病率 / 死亡率。

儿童存在的痛苦、对死亡过程的恐惧和悲伤可能会改变疼痛的表达。儿童和青少年的疼痛很复杂，包括心理、社会和精神痛苦以及身体上的疼痛。生命末期疼痛的管理必须基于跨学科方法。意识减弱可能会使评估变得复杂。当孩子无法报告疼痛时，可以通过行为暗示如皱眉或僵硬的身体姿势来发现。尽管患者的意识水平发生变化，但仍要继续进行镇痛治疗。

除了基础疾病带来的疼痛外，患有渐进性绝症的婴儿和儿童通常还会继续患有典型的童年疾病和疼痛。这些共存的疼痛包括耳痛、肚子痛、牙痛、成长疼痛、颠簸/擦伤和割伤。在评估疼痛报告并妥善管理时，要考虑孩子的特定发育阶段。

（二）顽固性疼痛的处理

大多数儿童的疼痛可以通过口服或肠胃外途径使用阿片类药物治疗。但是，有些孩子可能会经历难以忍受的疼痛，这就需要更积极地处理。患有复杂疼痛问题的儿童需要彻底考虑疼痛的发病机理，并咨询相关专家。除阿片类药物治疗外，还应采用多种技术，要与儿童及其家属就任何潜在干预措施的目标进行明确的沟通，在采用侵入性疗法时，必须权衡利弊。

（1）姑息性化疗：如果肿瘤仍对化学药物敏感，姑息性化疗可以处理顽固性疼痛，有效减轻疼痛和症状。

（2）放射疗法：放射疗法可以有效地缓解因广泛的骨转移、骨髓疾病和/或神经压迫引起的局部疼痛。

（3）治疗性神经阻滞：在特定区域压迫神经的肿瘤会导致剧烈的局灶性疼痛。微创技术无法改善该疼痛，而使用局部麻醉的神经阻滞剂可以立即缓解疼痛。

用酒精或苯酚进行神经消融可以永久性破坏单个神经。这些干预措施仅在其他干预措施均失败的极端情况下（如神经夹层和剧烈疼痛）实施，但无法保证此类阻滞或烧蚀技术肯定成功。成功后，可以立即缓解疼痛，这时要逐步停用阿片类药物并注意监测呼吸抑制和戒断症状。

（三）临终疼痛

（1）家庭治疗：与疼痛治疗的所有阶段一样，在生命终末期给予的阿片类药物剂量应基于适当的评估和重新评估，并保持最佳舒适度。应该考虑在家中进行疼痛治疗的实际治疗方法。阿片类药物的剂量在生命的最后几个小时内，产生缓解作用的剂量可能会减少。这可能是由于多种因素引起的，但主要原因是肾功能下降。

（2）肾功能：因为患者摄入的液体较少，肾脏灌注减少以及液体量减少而导致肾脏功能下降。另外，蛋白质存储的减少也使剩余的液体进入外周组织，而不是保留在血管中。这种肾脏状态改变了阿片类药物和其他药物的清除率，使更多的药物（和任何代谢物）在血浆中停留更长时间。因此，在生命的最后几天甚至几小时内，阿片类药物的剂量需求通常会显著减少。

（3）代谢产物的蓄积：吗啡经过葡萄糖醛酸化，产生吗啡-3-葡萄糖醛酸和吗啡-6-葡萄糖醛酸。这些代谢物的积累会产生幻觉、肌阵挛和高刺激性状态。因此，需要重新评估疼痛和调整剂量，如果在肾功能衰竭时服用吗啡，可以改变为氢吗啡酮。

（四）镇静作用

在极少数情况下，较大的婴儿和儿童或青少年可能会经历这种持续性疼痛或其他症状，这时可以考虑镇静。当疼痛因时间限制，儿童正在走向死亡或者因并发症风险无法使用其他方式控制时，通常需要镇静。医疗团队必须区分真正无法控制的疼痛和可以缓解的疼痛。在考虑使用镇静剂之前，已尽一切努力来控制疼痛和症状。

镇静不能与安乐死混淆。镇静的目的是通过添加药物诱导睡眠来减轻孩子的明显疼痛和痛苦，而不是加速死亡。医疗专业人员要与家庭之间建立关怀、开放的关系，向孩子和家庭介绍镇静剂的选择，如果孩子和家人反对镇静，医疗专业人员将继续努力控制疼痛和痛苦；如果孩子和家人选择了镇静剂，则可以使用许多药物（苯二氮䓬类、巴比妥类等）。医疗专业人员要告知家庭，仅镇静剂并不能提供镇痛作用，应继续使用一定量的阿片类药物，以提供最大的舒适度。

在顽固性疼痛导致儿童睡眠不足的情况下，镇静可能是暂时的，这可能会导致疼痛加剧的恶性循环。停用镇静剂应在几个小时内缓慢减少剂量，并认真监测是否有任何躁动或顽固性疼痛。如果孩子恢复出现顽固性症状，可能需要继续镇静直至死亡。

常用镇静剂包括：① 苯二氮䓬类药物：劳拉西泮、地西泮、咪达唑仑；② 主要转录剂：氟哌啶醇、氯丙嗪；③ 巴比妥类药物：苯巴比妥、戊巴比妥。我们强烈建议在临终时或开始镇静之前，要咨询具有舒缓疗护专业知识的医务人员，确定这是唯一合理的治疗选择，并协助选择合适的镇静剂。

在孩子生命尽头如果必须对其进行生命体征的监护，那么保持身体上的舒适措施（频繁地更换体位和口腔护理）还是要实施的。由于尚不清楚孩子是否可能具有某种程度的意识，因此请在执行任何操作时与他们交谈，并鼓励家人与亲人交谈。家庭的情感支持对孩子来说是必需的。

五、家庭疼痛管理

家庭式临终关怀计划对于促进家庭支持至关重要。医师、专科护士、药剂师、临终关怀护士要和家人进行沟通，建立相互信任的合作关系。一个好的儿科药剂师是无价的。医生需要及时了解家庭护理与治疗的成功与否，不仅仅是询问患者疼痛是否加剧或治疗改变。

许多疗养院都提供各种跨学科支持。我们要让家长及主要看护者感到放心，在出现疼痛或症状加剧时，可以找到专业人员，确保家人在家中处理疼痛有足够的支持。疼痛服务应24小时随叫随到。

六、总结

（一）必须始终如一地评估和管理疼痛

疼痛管理策略本质上应是跨学科的。遵循疼痛管理原则是最大限度地控制大多数患者的疼痛。

（二）照顾疼痛儿童的黄金法则

医护人员及患者家属可以考虑"如果会伤害您，就会伤害他们"，使用常识来考虑儿童的疼痛，尤其是对于语言前/非语言的儿童。如果操作或疾病会导致成人疼痛，也会导致儿童疼痛，要以与成人相同的方式对待儿童。儿童具有自我意识和自我指导能力，应作为具有情感和思想的个体得到尊重。我们可以与孩子谈论他们的疼痛，帮助父母了解孩子的应对方式和痛苦经历。需要注意的是，青少年属于特殊群体，我们面临着独特的挑战。医疗保健提供者必须尊重青少年的隐私和信心。如果护士侵犯了青少年的隐私，那么对青少年造成的心理创伤是不可逆的。

照顾孩子需要时间来获得孩子的信任和合作。医生护士需要花费时间来考虑如何对患儿进行健康教育以减轻侵入性操作时患儿的恐惧和焦虑。成人必须站在孩子的角度去思考，但不能期望他们能像成人一样理解和应对。我们可以采用团队合作，和儿童生活专家（非药物干预）、社会服务（社会工作者）共同支持患儿及其家属。

特别说明

本章有关药物应用的内容仅作参考，建议详细临床药物的使用还是以患儿病况及医务照护团队的决策为基准。

第六章 儿童安宁舒缓疗护的症状管理

第一节 概述

一、简介

施行儿童安宁舒缓疗护的重要原则是提供有效的症状管理措施,以减缓患儿的不适症状,提升患儿及其家属生活质量。如何提供有效的症状管理?以下是安宁舒缓疗护经常采取的策略:采用跨学科安宁舒缓疗护小组共同拟订的疗护计划对不同的症状进行管理。有效的症状管理需要有良好的沟通(与患儿及其家属和其他跨学科儿童安宁舒缓疗护小组成员间的沟通)。症状控制过程也经常涉及伦理及法律(例如,同时采用侵入性治疗来控制症状的严重程度和需要法定监护人的同意)。儿童的症状是非常复杂的,许多症状彼此之间产生交互作用。儿童的症状需要从生活质量的各层面进行评估(生理需求-心理需求-社会需求-精神需求),切忌怀疑患儿反映的心理状态,如存在抱怨等情况。症状的评估非常关键,不可单一头痛医头、脚痛医脚,应在采取干预措施前,进行完整的身体健康评估,可以让照护者完全掌握患儿症状的引导及影响因素。症状管理应采取多样化的干预措施:采取药物治疗、外科侵入性治疗或其他辅助性干预措施。建议提供以家庭为中心的症状管理,承受痛苦症状的患儿经常在心理上出现超敏反应,必须通过患儿信任的家属(患儿主要照顾者)协助,进行完整身体健康状况及症状严重程度的评估,之后再给予相应的舒缓干预措施。对于年幼且无法用语言表达不适症状的患儿，采用多维度的评估工具来评估症状，尊重家属（患儿主要照护者）的感受，建立良好的沟通关系。所有干预措施尽可能不要采取侵入性措施，如不选择使用肌肉注射来提供止痛药等。

在所有的症状管理中，疼痛是临终患儿经常发生的生理不适症状，疼痛症状管理也是最复杂的，本书对疼痛管理另行建立章节讨论。

二、儿童安宁舒缓疗护的常见症状

（一）较大患儿临终前常出现的症状

McGallum 等人研究患儿过世前七天频繁出现的症状包括疼痛、焦虑/激动的情绪、便秘（6—9岁癌症末期患儿）、恶心、呕吐、呼吸困难、意识状态的改变、进食困难等。Drake 等人采用回溯性研究探讨 30 位平均年龄 8.9 岁的死亡患儿的病历显示，大部分临终症状及体征包括感觉无力（丧失能量）、昏昏欲睡、皮肤完整性受损、焦虑不安感、疼痛、手脚肿胀等。实证显示，临终患儿经常出现四大类症状：疼痛，呼吸困难，肠胃道不适，意识神经状态改变。Friedrichsdorf 及 Collins 综述了五篇论文，分别是在波兰、澳大利亚、英国、日本及美国进行的临终患儿的症状调查，他们发现临终患儿（473 位患儿）最常见的症状是疼痛、失去食欲、疲倦、呕吐、呼吸困难及便秘。

（二）新生儿临终前常出现的症状

Peng 等人透过回溯性研究分析 61 份新患儿临终病历记录，主要针对过世前七天频繁出现的症状，包括心动过缓、发绀、痉挛、呼吸窘迫、全身水肿、与疼痛相关症状及征象（焦虑，皱眉，哭泣，生理变化）等症状。由于新生患儿无法说出不舒适的位置及性质，临终患儿频繁出现的症状包括躁动、呼吸窘迫、神经过敏现象、疼痛及分泌物增加。

第二节 症状评估及影响因素

重症患儿的症状评估经常需要通过患儿的主要照护者与受过特殊专业训练的儿科照护人员（如儿科医护人员、儿童心理学家、儿童发展专家、儿童医疗辅导师、学校教师、营养师、药剂师、康复治疗师等）合作一起拟定儿童安宁舒缓疗护之预立医疗照护计划。其中，护理人员是主要的评估者，通常直接参与患儿不适症状的评估，并将这些症状汇总给跨学科儿童安宁舒缓疗护小组，同时参与拟订照护计划。整体评估重点区分成以下几项重点。

一、生理、病理变化及其症状严重程度的评估

（一）可预期出现的症状，提早施行预防干预措施

许多症状是伴随着疾病进展逐渐出现，严重程度也是依据组织病理变化表现出来。对这些症状可以在疾病被确诊后，专业人士根据疾病诊断病理变化和临床实证经验从而判断某些症状会预期出现。提早预防可以减轻后续患儿生理上的痛苦。因此，建议当患儿被确诊罹患"无法被治愈且病情逐渐恶化"的疾病，将其转至儿童安宁舒缓疗护小组，通过对病情评估，建立预期的医疗照护计划，针对预期症状提早预防并给予干预措施以便于减缓症状（并非仅是治愈疾患）。

（二）症状伴随着治疗措施出现，提供早期预防干预措施

对接受高剂量放射线治疗、化学疗法、治疗性手术后会出现的副作用，都是在治疗前提早建立预防性宣教，协助患儿及其家庭照护者学习照护知识及技术，提早给予药物性干预措施。例如，在化疗期间，提前提供止吐药达到预防成效，并非在患儿出现恶心呕吐后才给予药物，而提前给药可以达到更佳的止吐效果。

（三）症状严重程度的评估

善用症状评估量表来评估。医护人员必须熟悉善用这些评估表，对患儿进行完整的评估。

二、心理及社会因素的评估

提供完整的治疗及护理记录：在某些情况下过往的治疗经验让症状更明显及恶化。例如，经历首次化疗所引发的恶心呕吐，经常会让患者对于接受再次化疗时，产生预期性恶心呕吐。患儿对于症状的表达经常受到家庭照护者的情绪及感受影响，他们可能会为了避免引发家人的担心及难过，而隐蔽痛苦的症状。评估患儿的心理认知发展程度（请参考附件）。协助患儿及其家属与患友社群建立关系，建立彼此分享的资源及团队。

即使罹患重症的儿童，他们在生长发育的过程依旧存在"学习"、"游戏"、"保存希望"的需求。在长期住院治疗及疾病进展过程中，为患儿提供学习的机会，持续增长他们的认知及教会他们基本的生存技能，从而增强他们战胜疾病的信心，同时也训练患儿表达生理或心理上的不舒适，协助患儿适应疾病症状带来的不适应。患儿能感受到与同伴的不同，缺乏与同伴互动的机会，这些也都可能引发患儿出现心理上障碍，经常会引发患儿心理上的不适应，也干扰他们与同年龄朋友开展社会性交流的机会。通过儿童安宁舒缓疗护小组提供相应的干预措施，患儿可以逐渐适应频繁住院及回归家庭及返校学习的生活，适应疾病或治疗引发的身体外观的改变。

三、精神需求的评估

罹患无法被治愈或威胁生命疾患的儿童，常让自己及其家属感受到失去生活的希望，家属的悲伤或失望的心态经常会影响患儿怀疑生存的意义，出现忧郁的情绪。患儿甚至会认为罹患重症是因为他们做错事才会生病，对于未来产生疑惑，恐惧死亡的来临，恐惧预期出现的症状。焦虑的情绪迫使患儿急切地期待"奇迹"及"被保护"的感受，受到家人信仰的影响，也会依循家属的要求接受的偏方治疗。随着病情的变化,协助患儿适应可能预期出现的症状,并且协助患儿发掘自我及生存的意义,随着患儿的生长发育,出现探索"生存的哲学意义"的需求。

第三节 症状管理干预措施

一、消化系统症状管理

(一)厌食或食欲改变(anorexia or appetite changes)

患儿出现厌食与许多因素有关,如疼痛、焦虑忧郁、恶心及呕吐、口腔或食道破溃(引发疼痛)、药物副作用、高剂量放射线治疗、味觉改变、便秘等。新生患儿可能会出现喂食不耐受,症状包括:无法消化喂食的奶水,胃内残余奶量超过喂食奶量的50%,有时也会出现呼吸暂停、心动过缓和体温不稳定等全身症状。

疗护干预措施:

(1)咨询营养师,提供少量多餐的饮食,提供足够热量营养均衡的食物。

(2)密切监测体重及血清生化学数值的变化,确认患儿的厌食状态是否影响维持身体基本所需。

(3)建议采取转移注意力方式减轻焦虑及忧郁情绪。例如,通过游戏及伴读的方式,减缓患儿的不良情绪。

(4)有文献建议可以选用激素类药物来改善,但必须斟酌药物的副作用和剂量。

(5)持续的液体和营养供应会加重新生儿腹胀、恶心呕吐等不适症状。对于新生儿可尝试少量间歇性喂食,提供部分或全静脉营养。在最后濒死过程中给予水分会增加分泌物与排出量,也会导致水肿、加重呼吸困难。因此,相关情况需告知家属。

（二）恶心及呕吐（nausea and vomiting）

恶心及呕吐机制可以属于是人体生理上保护机制，也经常是重症患儿普遍性存在的症状。影响因素包括治疗引发副作用、疾病症状、药物引发过敏反应及个人体质因素等。恶心呕吐的引发机制如图6-1所示。促进舒适的干预措施如下：

（1）进行全身性评估，确认影响因素及恶心和呕吐严重程度。

（2）必要时可以采取治疗性手术（例如，手术减轻颅内压）。

（3）非药物辅助疗法：按压手腕内侧内关穴；采用芳香疗法，用薄荷或姜等植物及其提取出的精油进行嗅闻或者局部涂抹；避免引发恶心的味道，进食少量食物等。

（4）药物治疗：依照引发原因，采取适当药物。有关化疗、代谢障碍或毒性反应引发的恶心呕吐，经常是采用五羟色胺3（5-HT3）受体拮抗剂，如奥氮平、昂丹司琼等，这是目前临床上最常采用的药物，但应考虑药物的副作用酌情使用。

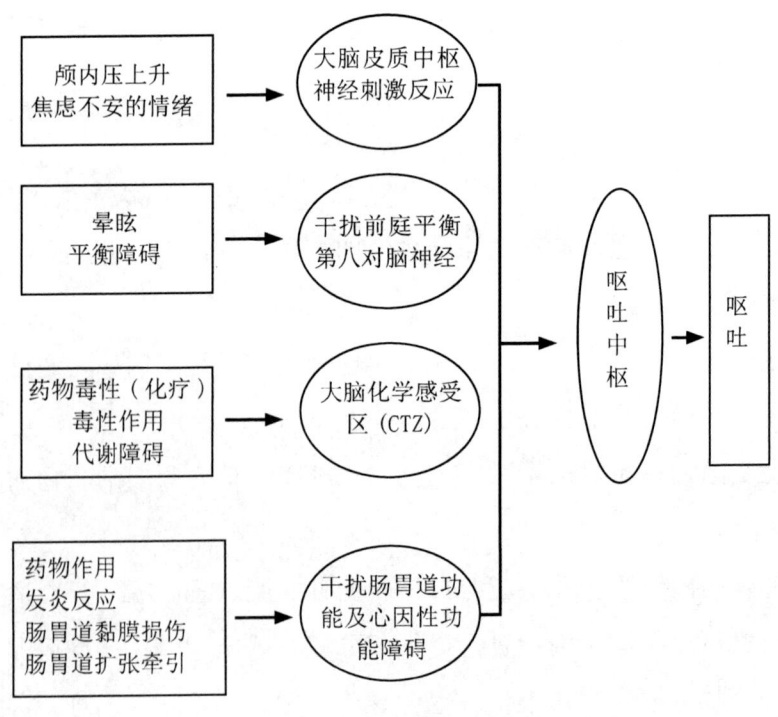

图6-1 引发恶心呕吐的机制

引自：HARRIS D G. Nausea and vomiting in advanced cancer[J]. British Medical Bulletin, 2010, 96 (1): 175-185.

（三）便秘（constipation）

使用吗啡（opioid，morphine）最常见的副作用是便秘。便秘的其他影响因素包括器质性（肠胃道结构）阻塞、焦虑、长期卧床、饮食习惯改变或减少食物摄取量（例如，厌食或者恶心及呕吐）等。促进舒适的干预措施如下：

（1）进行全身性评估，确认影响因素及严重程度。每日评估排便次数及观察粪便性质，对于可预期的便秘及早进行预防措施以减少后续的问题。

（2）如若是器质性因素，可以采取侵入性外科手术。

（3）如若是吗啡药物的副作用，可选择其他止痛药物，口服软便剂，促进肠道蠕动。

（4）必要时，采用灌肠方式以预防肠道阻塞的并发症。

（四）腹泻（diarrhea）

导致腹泻的相关因素包括焦虑的情绪、器质性病变、原有疾患症状、药物副作用，也可能是化疗或放射线治疗后的后遗症。促进舒适的干预措施如下：

（1）病情评估：进行全身性评估，确认影响因素及腹泻严重程度，每日评估排便次数及观察粪便性质，早期预防腹泻引发的其他症状，可以减少后续的问题。

（2）皮肤护理：对肛门及臀部的黏膜进行皮肤完整性护理，维持患儿皮肤的清洁，减少因腹泻引发局部或全身不舒适感。

（3）用药护理：控制影响因素，必要时可以采用相应的药物控制腹泻状态。

（4）饮食护理：每日评估营养状态（进食量、体重、人血白蛋白数值及体液电解质数值），咨询营养师，依照血清体液电解质数值及体重流失状态，计算饮食摄取量以及液体进入量；必要时，改由肠胃道外提供营养及体液电解质的补充。

（5）对症护理：配合辅助疗法，采用芳香疗法，或者按压穴位减轻肠道绞痛感，应用音乐疗法及游戏疗法，提供转移注意力方法。

（五）口腔黏膜破溃或其他消化道损伤的护理

其相关因素包括治疗的副作用、器质性病变、原有疾患症状。干预措施如下：

（1）病情评估：进行全身性评估，确认影响因素及评估严重程度。

（2）用药护理：控制影响因素，改变用药。使用药物控制破溃状态。

（3）口腔护理：维持个人口腔清洁及黏膜的潮湿程度，减轻不舒适程度。

（4）饮食护理：饮水及食物的调配可选择冰凉或温度适中，不宜饮用过烫或油性汤品；进食营养均衡的半流质饮食。每日评估营养状态（进食量、体重、人血白蛋白数值及体液电解质数值），咨询营养师，依照血清体液电解质数值及体重流失状态，计算饮食摄取量以补充流失。

（5）辅助疗法：使用蜂胶喷剂或贴片，贴片黏贴于口腔黏膜破溃处。建议应用含薄荷的漱口水或茉莉花绿茶水漱口，可以减轻口腔内臭味。

二、泌尿系统症状管理

（一）尿液滞留

在患儿临终时，经常会出现尿液滞留，医护人员及主要照护者必须定时评估下腹膀胱处。其影响因素如下：①某些病患，使用吗啡可能会出现尿液滞留（罕见）。在评估症状时，需要列入考虑的影响因素；②临终时，神经传递及平滑肌收缩功能下降，如若给予过多液体，经常会引发尿液滞留，导致患儿极度不舒适。

建议主要采取以下干预措施：

（1）非药物性干预措施：依照患儿状况采用非药物性护理措施诱尿，例如，以流动水流响声诱导患儿解尿，或者采用下腹膀胱按摩术施压力于膀胱，达到解尿。

（2）用药护理：可以改用其他止痛药，如芬太尼来取代吗啡。

（3）采用单次性导尿术。

（4）提醒照护者，不宜因为尿液滞留或尿失禁，就停止液体摄取。

（二）尿失禁

临终阶段，可能会伴随出现尿失禁或大便失禁症状。维持会阴部的清洁，维持臀部皮肤的清洁及完整性。建议主要采取以下干预措施：

（1）皮肤护理：使用尿布，当尿湿或排泄后须尽快更换，以便维持皮肤清洁及干燥，避免出现尿布湿疹。如果出现尿布湿疹或褥疮时，要保持皮肤清洁，使用氧化锌软膏以促进褥疮的愈合。

（2）环境护理：应用芳香气味改善环境中可能存在的尿骚味。

（3）心理护理：协助患儿建立自信心及建立自我照护技术。

（4）导尿术：如若使用尿管，必须指导家庭主要照护者掌握尿管照护技术，预防泌尿道逆行性感染的发生。

（5）体位护理：当使用尿管时，应协助患儿维持舒适体位，避免脱落，并且避免逆行性感染的发生。

（6）饮食护理：保证营养供给，评估并维持患儿水分及电解质平衡。

三、凝血障碍及贫血

（一）潜在点状出血、大出血患儿疗护

因疾病症状因素、药物或治疗因素、个人体质过敏导致血小板或凝血因子数目减少，患儿皮肤会出现紫斑或点状出血，严重时出现体外或体内脏器自发性出血。

建议采取以下促进舒适的干预措施：

（1）进行全身性评估，确认影响因素及严重程度。监测血液中血小板及凝血因子数量。每日评估皮肤紫斑、口腔黏膜完整性及关节的疼痛程度及活动度，观察有无出血征象。如需要采用肝素类药物进行治疗，建议选择最低剂量，避免引发血栓的反效应。

（2）早期预防凝血障碍引发的并发症，可以减少后续的生理问题。例如，选择软毛牙刷，预防因便秘引发肠道或肛门黏膜出血，创造安全的居家条件，减少碰撞。必要时使用关节的保护套，避免出现关节出血，观察排便情况，有

无血便，预防肠道内出血。

（3）家中常备出血护理包，教育家里主要照护者及患儿有关出血的紧急护理措施，进行健康宣教，及时观察有无出血点及潜在的出血因素，使用适当的止血措施。

（4）控制影响因素，改变用药。必要时采用血小板或凝血因子输入以缓解出血状态。

（5）评估每日营养状态（进食量、体重、人血白蛋白数值及体液电解质数值），咨询营养师，计算出正确饮食摄取量及饮水量以补充流失。

（6）对于有潜在致命性大出血危险的患儿，需通知家属，并考虑是否签署DNR文书（do not resecure），"采取不积极救治"；协助居家护理准备应急物品，减少意外的慌张，且建立可以尽快支援的医护资源。

（二）贫血（anemia）

重症地中海性贫血、其他类型血液疾患、治疗引发的骨髓抑制、营养摄取不均衡均属于影响因素。建议采取以下促进舒适的干预措施：

（1）进行全身性评估，确认影响因素及严重程度。

（2）定时评估血红蛋白数目。预防贫血引发的眩晕及呼吸窘迫的并发症，当血红蛋白数值过低（Hb<5.0 mmol/L，Hb < 5 g/dL），建议提供输注纯红细胞血浆，减轻贫血的症状，预防呼吸窘迫。

（3）建议不需要特殊增添维生素及特殊营养素；更不宜提供造红细胞素，因造红细胞素主要是刺激骨髓制造血球。

四、呼吸系统症状

（一）呼吸窘迫（dyspnea）

呼吸窘迫是重症患儿临终前最常见的症状，进行评估时可以发现短浅快速的呼吸，患儿呈现非常不舒服且紧张的神态，严重时可以发现血氧饱和度会轻度地下降，而患儿的动脉血气分析可能显示酸碱不平衡迹象，也是临终前常见症状。影响患儿出现呼吸窘迫的因素是多重的，如疾患的症状、感染、贫血、酸中毒、体液过量、肺部通气量下降、肺血栓等因素,以及呼吸中枢或神经与呼吸肌肉之间的传导障碍,出现呼吸困难引发患儿焦虑或者焦虑加重患儿呼吸急促困难的现象。建议采取以下促进舒适的干预措施:

(1) 与患儿及其家属沟通并进行全身性评估,确认影响因素及严重程度。

呼吸困难的评估:Dalhousie 呼吸困难量表(Dalhousie Dyspnea Scales)能提供患儿回应呼吸困难的感受,包含三个等级图片进行视觉评量(费力程度 "effort"、胸腔紧迫感 "chest tightness"、喉头紧缩感 "throat closing"),这个自我评量表适用于 8 岁以上的患儿,患有囊肿性纤维化或气喘进行自我症状评量。其他的自我呼吸困难自我评量表包含医学研究委员会呼吸困难评量表(Medical Research Council Dyspnea Scale,MRC)、修正版医学研究委员会呼吸困难评量表(modified Medical Research Council dyspnea scale,mMRC)、视觉模拟棒状评量表(Visual Analog Scale)及修正版博格评量表(modified Borg Scale)。利物浦呼吸症状问卷(Liverpool Respiratory Symptom Questionnaire,LRSQ)也常用于评估慢性肺部疾患患儿的呼吸困难程度。

(2) 依据评估结果,针对影响因素建立独特性个人改善计划。

(3) 治疗感染,改善体内不平衡的水分电解质。

(4) 虽然使用正压呼吸机氧气面罩可以缓解因为呼吸神经肌肉传导问题导致的呼吸困难,但使用呼吸机前,应提前跟患儿及其家属讨论意愿。

(5) 采取促进舒适性干预措施以减少快速呼吸,调整舒适的卧位或座椅,开窗以提升环境的通气率,适当降低环境温度,提供放松肌肉活动、转移注意力法(如听音乐等)、芳香疗法等干预措施来缓解患儿焦虑及呼吸肌肉的紧张性。

(6) 可以采用吗啡等药物治疗,阿片类药物可以减少呼吸急促及缺氧的感受以及减少体内耗氧量。

(7) 如果存在黏稠的痰液,可以应用生理食盐水或食盐水(3% NaCl)进行蒸气吸入,促进痰液稀释及排出。

(二)咳嗽(cough)

罹患慢性肺部疾患、主流转移至肺部或囊肿性纤维化患儿会出现频繁咳嗽症状,其他影响因素包含心力衰竭、感染、胃食道逆流、神经学障碍、痉挛症状。舒适干预措施主要包括以下几种:

（1）进行全身性评估，确认影响因素及严重程度。

（2）针对病因提供适当的治疗。例如，使用抗生素控制感染，使用相应的药物缓解胃酸逆流、神经病变或痉挛发作。

（3）对于因为呼吸道分泌物引发的咳嗽，需要协助维持呼吸道通畅，根据病人情况可协助排痰，帮助呼吸道分泌物排出。

（4）提供潮湿的低浓度氧气可以缓解频繁的干咳。如若是心力衰竭引发的咳嗽，建议采取半坐卧减轻呼吸窘迫及频繁地咳嗽，采取静态活动的设计避免引发剧烈咳嗽导致恶心呕吐。

（三）嘈杂呼吸音（noisy breathing）

嘈杂呼吸音又称为垂死的挣扎（death rattle）。产生嘈杂呼吸音主要是因为患儿丧失吞咽功能及咳嗽的能力，经常出现于临终意识不清的患儿。主要机制是由于呼吸道分泌物过多，支气管内分泌物过多，患儿伴随出现焦虑不安，通常是与使用苯二氮䓬类、镇静安眠药物所产生的副作用有关。临床上建议应用东莨菪碱类药物来减少呼吸道分泌物。使用的方式有皮下注射或者用东莨菪碱贴片。在进行护理时把患儿的头转向一侧，以利分泌物流出。必要时，可以轻柔地抽取口腔内分泌物。

五、神经学症状

（一）痉挛（seizure）

对于神经系统障碍引发的痉挛，最佳的处理方式是预防发作，建议提早进行治疗，进行手术或规律服药抑制痉挛发作，对于长时间的痉挛，应常备抗痉挛药物，维持呼吸道通畅。

（二）头痛（headache）

头痛是神经学障碍常见的症状，必须进行完整的身体评估，必须确认是否为病理性脑组织病变导致。舒适干预措施如下：①为了提升舒适，必须施行干预性措施减轻颅内压力；②随时评估意识清醒程度及疼痛指标；③建议谨慎给予止痛药物，避免隐蔽脑神经学危机指标。

（三）疲乏（fatigue）

除了疼痛以外，癌症患儿经常出现的症状是疲乏、行为改变、呼吸困难、恶心呕吐、丧失食欲等症状。疲乏经常是由于复杂的治疗程序及多重症状的影响日常生活而出现。缓解疲乏导致的低落情绪是首要照护目标，建议合理规划患儿每日的活动，以他们的需求为主，减少患儿不必要的体力能量消耗，学习及游戏活动也需要依其需求修改。

六、心理问题

（一）焦虑及忧郁（anxiety and depression）

几乎所有的重症或长期住院的患儿都存在焦虑及忧虑的情绪，且不同年龄的儿童表现方式有所差异。如果无法得到适当的缓解，也会伴随影响其他的症状。通过跨学科儿童安宁舒缓疗护小组成员的协助，给患儿提供多样的协助，主要包括：①通过儿童心理学专家提供协助；②提供以家庭为中心的照护，协助主要照护者缓解压力情绪，患儿的情绪往往与家里关系气氛及照护者的情绪相关联；③协助患儿获得精神上的慰藉；④提供放松及转移注意力的技巧；⑤必要时，可由儿科医师联合儿童精神科医师提供抗忧郁药物。

（二）失眠（insomnia）

患儿经常因为焦虑、环境改变、疼痛及其他身体不舒适导致睡眠障碍。除了给予药物缓解失眠的症状，陪伴及温柔地沟通，理解患儿的焦虑来源，并尝试陪同解决。比如，夜间尽量减少光线和噪声，以及积极护理，减少醒来次数。

第四节 辅助性疗法

症状管理是提供儿童安宁舒缓疗护最重要的要素之一，在临床中使用药物治疗配合辅助性疗法通常能达到最佳的舒缓效果。临床照护中常采用的辅助性疗法包括专注深呼吸功能训练、芳香疗法、按摩及穴道按压、冥想/引导想象等。

一、专注深呼吸练习

呼吸练习可以帮助我们专注于呼吸，同时舒缓我们的神经系统。练习"图形呼吸"，一方面呼吸动作，一方面用手在空中画出圆形或方形。完成每一个步，持续 4 秒。其如图 6-2 所示。

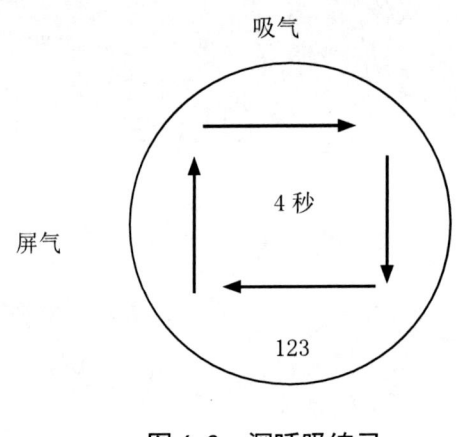

图 6-2　深呼吸练习

二、芳香疗法

临床上常采用的芳香精油有薰衣草、甜橙、柠檬、薄荷、葡萄柚、绿茶或茉莉花精油等。研究显示，芳香精油对安宁疗护不适症状的缓解具有显著成效。薰衣草芳疗通常具有镇痛（非常有效）、减缓恶心呕吐、促进安眠减少失眠症状（非常有效）、减少焦虑促进镇静（非常有效）的效果。甜橙精油也具有防治恶心及呕吐感、促进安眠减少失眠症状（非常有效）、减少焦虑促进镇静（非常有效）的效果。薄荷精油可以提供非常有效的镇痛效果，能减缓恶心呕吐和乏力感受。然而，研究也显示，由于患儿个体因素及其临床疾患等因素的影响，芳香疗法对安宁疗护患儿不适症状缓解效果具有一定的差异。

三、按摩及穴道按压

临床照护中，专业的医师通过穴道按压或按摩来缓解相应的不适症状，也可以训练家里的主要照护者来学习相应的按摩手法和穴位。

四、冥想/引导想象

冥想和引导想象有助于平静神经系统，并分散病患的注意力。对于患儿可以采用集体方式来练习此种疗法。

第七章 临终末期护理

第一节 绪论

生命的诞生是人生旅程的起点,生命的尽头则是生命旅程的最后一站。照顾即将走向生命尽头的孩子或年轻人在提供给患儿及其家属相关安宁舒缓疗护中扮演着至关重要的角色。儿童舒缓疗护中儿童临终护理类别包括:死亡过程中的体征和症状及其相应护理,确认临终儿童及其家庭的生理、心理、社会和精神需求和进一步所需采取的干预措施,阐述在护理临终儿童及其家属时可能会帮助医护人员的支持性干预措施。部分患儿在确诊后,身体功能逐渐丧失,当然也有很多患儿离世前的几天或几小时,患儿及其家属所持的症状及情绪反应都影响全家之后的生活质量。本章主要讲述的内容包括儿童临终护理的定义及服务范围、舒适性临终护理的地点选择、家属及其亲朋好友的舒适护理及临终送别以及医护人员照护临终病患的情绪支持。

第二节 临终患儿照护理念

一、儿童临终护理

临终关怀(end-of-life care)是指当儿童的临床状况达到死亡或者可能很快死亡的阶段时,向儿童和家庭提供的支持和护理。临终关怀在他们死前数小时、数天甚至数周开始。这个生命的最后阶段通常被家人和医护人员所识别，但孩子很可能也会感觉到。有时临终关怀被称为终期护理。对于疾患无法被治愈的儿童临终是意料之内的事情，每个孩子都会以他自己期待的方式、自己的时间，在他的文化、信仰体系、价值观和与他人的独特关系中死去。认识到生命即将结束十分重要，提供良好临终关怀的一个主要障碍是缺乏对于儿童即将死亡的相关认识。许多医护人员不知道如何护理一个临终的患儿及其家人，但临终关怀的质量却影响着父母对孩子生命最后的记忆。临终关怀是一种积极的关怀，强调症状管理、舒适和尊严，其目的不是延长生命，而是帮助实现"善终"，提高父母和孩子在生命结束时的生活质量。在舒缓疗护中，"善终"指的是经过良好管理和护理的死亡，对每个家庭来说儿童的死亡永远是十分残忍的。"善终"可以给患童及其父母带来最少的疼痛和痛苦，其特征包括：有时间和计划准备预期死亡，给孩子和家属带来宁静，维护孩子和家属的尊严，强调或恢复与亲人的关系，注重临终的孩子而不是例行公事让孩子忍受痛苦和负担，有充分的疼痛和症状管理，避免不适当地延长死亡时间。通过对家属提供有关临终关怀的知识和指导，并在医护人员的支持下，可以使患童及其家属更加安心、安宁地共同度过患儿人生的最后阶段。

儿童临终时刻是很难设定的，对于罹患生命受限制疾患，如严重脑瘫或癌症的患儿而言，临终时刻与疾患发展历程息息相关，很难判定生命末期，更何况部分儿童死亡事件是突发性的，如婴儿猝死综合征或意外事件的发生。当患儿走向他生命中最后一个阶段时，身体心理都会发生一些转变，但并不是每位患儿都会有同样的变化，有些症状可能不出现，也不是所有的症状都会在同一时间出现。

儿童对死亡的理解和他死亡的反应主要取决于其年龄特征的发展阶段。对于学龄前期的幼儿（3—6岁），离世通常意味的分离，害怕与父母及家人分离，害怕孤独，而且大多数孩子能意识到他即将死去，此时经常会出现早期的"分离焦虑"及"预期性焦虑"，害怕与父母亲的分离，希望父母亲与其他家人不要离开，害怕黑暗。此年龄的孩子经常具有丰富的想象力，死亡事件可能会让孩子感觉自己做错事需要被惩罚，可能想象死亡是被恶魔捉走，所以害怕黑暗及孤独。他们的感觉需要家人及医护人员理解，并且持续地给予保证，协助他们克服害怕。如果沟通的过程忽视感受他们内心的焦虑及害怕，也没有机会让他们说出感觉，医护人员所提供的干预措施经常无法正确地针对问题的症结来解决问题。

对于学龄期的儿童（6—12岁），他们对于死亡事件仍保持许多幻想，然而他们也比较会具有思考能力，可能会希望有人可以告诉他未来（离世后的去处）可能发生的事，也会想象他的离世会给家人及同学（朋友）带来的痛苦。照护者可以与其讨论"他们想死在哪里""离世前想与谁见面，离世前的愿望"等，让孩子说出自己的愿望、规划自己的未来，对家人朋友说出想说的话，是沟通最重要的重点。

施行临终护理的目的是减轻患儿临终时承受生理、心理及社会上的痛苦，提供患儿及其家属一个具有尊严及舒适的临终时刻。跨学科安宁舒缓疗护小组必须尊重患儿及其家属的意愿，维护他们的尊严，协助家属安排给患儿一个具有尊严、舒适地面对死亡的重要时刻。

二、发展临终照护计划

发展临终照护计划是指随着疾患的进展，原定的"预立医疗护理计划"的疗护重点、节奏时间点与目标都可能会改变，主要照护的儿科医护人员需要经常评估，预测可能存活的时间，且预测临终时刻可能发生的情况。照护者可能没有足够的时间来提前制订护理计划，当孩子即将离世时就需制订一个由晚期治疗到舒缓疗护的临终关怀计划。发展临终照护计划，应与患儿及其家属讨论限制生命条件的原因、可能的预后及结果。根据个性化原则调整治疗方案，专门处理临终所关心的问题。

舒缓疗护主要是为患儿营造具有舒适安全这些客观条件的环境，缓解不舒服的症状，避免没必要的检查和治疗；根据儿童每个阶段的身心发展特点满足其需求，鼓励儿童学习游戏与娱乐。舒缓疗护的目的是提升患儿与家属的生活质量。采取舒缓疗护，如停止使用非必需药物和不适当的干预措施，并开始对症治疗缓解不适，记录患儿的意识状态，考虑并设置输液泵，定期评估患儿及其家属的精神需求。输液泵是通过蝴蝶针24小时内在皮下输送定量的药物。

它的目的是在患者无法忍受口服药物或者意识水平下降时，帮助控制疼痛和症状。这是提供持续输液的非常有效的方法。与家属及专业人员建立良好的沟通关系，了解在家庭中谁做决定和谁是关键的专业人员，并且应该怎样保持联系。另外，需要知道在紧急情况下的第一联系人，面对将会发生的情况，知道父母所需掌握紧急处理措施程度及是否有足够的药物等。

给予患儿情绪和心理支持及提供干预措施，就需要意识到临终的患儿及其家属可能有情绪或心理上的痛苦、社交困难等心理健康问题。儿童的病情变化可能较快，因此可能需要紧急干预和紧急获得心理服务。向患儿及其父母或照顾者提供有关可获得的情感和心理支持的相关信息，特别是在发生变化的时候，如临床情况恶化、个人情况发生变化、临终护理地点的选择等，应定期与患儿和他们的父母或照顾者讨论情绪和心理健康问题。临终的患儿及其父母或看护人有不同的社会支持需要，而且这些需要可能随其病情发展过程发生变化，这些可能包括：物质支持，如住房、药物注射设备；实际支持，如需要获得的临时护理、技术支持，如培训或帮助在家里注射药物；教育支持，如医院、学校的教育；资金支持等。

询问生命受限的患儿和父母及其照顾者是否想讨论他们的信仰和价值观，如宗教、精神或文化，以及根据这些信仰和价值观调整对他们的照护。一些人认为讨论这些很困难，也有一些人认为这会让患儿更安心。对于他们的信仰和价值观如何影响对他们的护理，患儿可能会和他们的父母、护理人员或医疗保健专业人员有不同的看法。如果存在分歧，可以尝试制订一个双方都能接受的护理计划。患儿离世前，患儿及其照护者需要考虑很多因素，重要的信息都在临终关怀计划中。

有关离世的相关丧事礼仪都受到家庭的文化、风俗习惯、宗教及精神信仰或传统习惯影响。一定要询问相关仪式（例如，点蜡烛，摆放或移开鲜花或植物，保持窗户打开，播放音乐，唱赞美诗或其他对家庭重要的歌曲等）。如果条件允许，可以在离世前就开始讨论这些问题。应尽早了解到这些偏好，因为可能需要根据医院政策或离世后的身体护理做出调整，如点蜡烛、房间里有额外的家属等。

第三节 临终舒适护理

一、临终症状确认

由于疾病的不确定性以及医疗技术的发展，很难明确判定是否的确无治愈希望。没有人能预测死亡的确切时间，用小时到天、天到周、周到月等来讨论估计的死亡时间可能更合适。避免给估计的死亡时间设定一个确定的时间段。与死亡相关的体征和症状可能出现在死亡前几个月、几周、几天或几小时，这时需要评估患儿的症状和痛苦程度，选择合适的治疗方式。例如，如果预计患儿存活时间不会超过几小时到几天，如果患儿没有腹部不适的迹象，那么便不需要积极治疗便秘。

临终期间，医护人员必须根据患儿当前状况，提供相对应的干预措施缓解生理上的不舒适。对于患儿及其家属，提供临终患儿足够症状护理非常重要。减少家属面对患儿的痛苦，并且促使他们可以有足够的相处时间，这些干预措施将可以协助减缓家属出现未来的剧烈的丧亲之痛及哀伤。

一些患儿离世前没有痛苦，一些患儿可能已经服用了一定剂量的止痛药，必须按照之前的计划继续服用，观察疼痛的迹象，因为患儿可能无法用语言表达疼痛。如果患儿不能再吞咽，需要改变给药方式，使用更高浓度转换为舌下给药，静脉输注或皮下输注。对于烦躁等症状可能需要药物治疗并制订计划，必要时随身携带药品。另外，患儿的睡眠也会发生变化，一些患儿直到死亡都保持警觉和头脑清醒，其他患儿有可能出现意识模糊、烦躁不安、睡眠倒错难以唤醒、时而清醒时而昏迷等情况，以至于讲话时言语错乱难以理解。假设患儿的听觉和感官依然存在，听力则是最后一个消失感觉的感官，因此鼓励与患儿交谈，保持温和的身体接触或播放舒缓的音乐可能会继续给患儿带来缓和与安全感。对于体温的变化，当大脑的温度调节系统失灵时，手和脚就会变凉，变得苍白、发绀。孩子的脸可能会变灰，嘴唇或鼻子会变蓝。护士可能会用毯子让患儿更舒服些。在某些情况下，患儿也可能会感到发烧和脸红，此时可以用凉毛巾为患儿擦拭。

在消化系统中，研究表明即将走向生命尽头的患儿通常会失去进食的欲望，由于身体自然地开始减少能量消耗，患儿对肠内营养的需求将会减少。患儿可能不够机敏或太虚弱而不能够控制口部肌肉导致无法吞咽。如果患儿太虚弱而无法吞咽，可以根据家人要求使用口腔注射器、滴管或口腔海绵给予少量液体。虽然不积极地注射营养可能会让人觉得很不自然，家人可能会担心患儿会"因饿离世"，但在濒临死亡时，身体往往不能忍受食物或液体。就喂养、TPN（肠道外全静脉输入营养）、水合作用的益处和负担进行深刻的讨论，如果父母非常痛苦，可以考虑一项涉及减少或停止静脉输液或营养的经验性试验。尊重家人的选择，减少进食而不是完全停止进食可能是有益的。临终的时刻，孩子可能会出现尿失禁或尿潴留，表现为少尿或无尿，建议不要提供过多水（静脉输注），必要时可以提供导尿，减轻膀胱胀痛感。临终期间，某些患儿也可能出现癫痫，避免在生命结束时停止癫痫药物。如果患儿不能耐受肠内药物，考虑改为口服、直肠或静脉给药。

根据研究报告，患儿会出现呼吸模式的改变包括呼吸阻塞，可能与患儿过度虚弱口腔中含有过多的分泌物而无法吞咽或清除有关。如果是由于分泌物导致呼吸困难，可以调整患儿的位置或抬高他们的头部，保持一个良好的坐姿支撑，或者抱着患儿以清除分泌物，缓解呼吸困难的症状保持舒适。随着病情的进展呼吸可能变得急促，然后变得非常浅和不规则，并伴有长时间的呼吸暂停。这种情况下，令人放松的气氛可能有助于呼吸困难的缓解，必要时使用呼吸面罩改善缺氧症状。

此外，随着心跳减慢，心跳变得不规则，血液循环减少，周围脉搏可能变得微弱。心跳有时很快，有时则较慢，心率的变化可能会导致体温和肤色的改变。此时如果患儿住院，在父母同意的情况下，讨论是否停止心脏呼吸监护仪的使用（可能出现过多的警示声响），同时也协助父母把注意力放在患儿身上，而不是监护仪上。通常情况下，呼吸频率和模式的变化先于心率的变化，而心率保持稳定甚至增加。心率通常是患儿生命结束时最后一个生命体征的变化。

医护人员应具备识别临终时刻患儿生命体征和临床表现的能力，同时协助家属了解。患儿临终的症状及征象如下：身体功能逐渐退化消失，原本有部分成效的干预措施也逐渐无效；对言语或触觉刺激无反应，瞳孔对光反射消失，瞳孔会固定并散大；听诊肺部呼吸音消失，颈动脉和心尖搏动消失整整一分钟。患儿离世会出现呼吸心跳停止，排出粪便和尿液，液体可能从口鼻中溢出，瞳孔固定，随着血液循环停止身体颜色逐渐变得苍白和蜡黄，体温下降等；生命结束时的大出血虽然罕见，但有些情况可能会导致患儿在临终时大量出血，这对患儿和家人来说都是非常痛苦的，家庭应该做好充分的准备来处理这种情况，因为患儿可能很快就会死亡。出血可能表现为咯血（咳出血）、上消化道出血（呕血）或口鼻出血（黏膜出血）。出现这类情况，医护人员可以使用氨甲环酸止血，使用鼻塞防止鼻出血；如果孩子醒来感到害怕，应用镇静剂，使用深色床单、毛巾和睡衣来减少血迹。人死后，身体立即变得软弱无力，容易弯曲。然而，死后 2—6 小时，由于体内化学变化导致肌肉僵硬，尸僵发生。面部肌肉首先受到影响，在接下来的 4—6 小时内扩散到其他肌肉。僵硬度通常持续 24—84 小时，之后肌肉开始再次放松。

在离世时，舒适是首要的护理重点。生命体征监测、血液检查和非必要药物等干预措施可能会造成干扰，对患儿不再有益。在停止干预之前，应该评估并与父母讨论这些干预措施的益处，以避免他们误解不再关心患儿。应保持与跨学科团队的密切合作和沟通保证适当的疼痛和症状管理，确保那些垂死患儿的舒适。如果患儿在生命接近尾声时仍有未解决的痛苦，应根据患儿的需要与儿科舒缓疗护专家小组共同制订临终护理计划。其中，儿科舒缓疗护专家小组包括一名儿科舒缓疗护顾问、一名具有儿科舒缓疗护专业知识的护士、一名具有儿科舒缓疗护专业知识的药剂师和有临终关怀经验的儿童和家庭支持专家（例如，提供社会、实际、情感、心理和精神支持）。当评估和管理疼痛时，要意识到各种因素都可能导致疼痛，包括生物因素如肌肉骨骼疾病或便秘、环境因素如吵闹的护理环境、心理因素如焦虑和抑郁以及社会情感、宗教、精神或文化方面等。缓解临终时疼痛是提升生命结束质量的核心，然而由于发育阶段和沟通能力的变化以及对父母症状评估的依赖，患儿的症状评估可能比成人复杂。试着找出是什么导致或促成了他们的疼痛，特别是对那些无法交流的儿童和青少年，需要考虑造成疼痛和痛苦的原因，如与癌症有关的神经性疼痛、腹泻或便秘引起的胃肠道疼痛、尿潴留引起的膀胱疼痛、与代谢性疾病癌症有关的骨疼和压疮等。因此，需要有个性化的管理方案，对于有疼痛或以前有过疼痛的儿童和年轻人，即使他们没有接受治疗，也要定期重新评估疼痛和其严重程度。对于疼痛我们需要考虑非药物性止疼措施和药物性止疼措施，非药物性止疼包括营造一个舒适安静的环境、听一些舒缓的音乐转移病人的注意力、进行合适的身体接触（如触摸、拥抱或者温柔地按摩）、疼痛部位的冷热敷、采取一些舒适措施等。根据疼痛的严重程度和持久性，考虑对患儿采用逐步的镇痛方法如口服布洛芬或者使用非阿片类药物或阿片类药物以缓解疼痛。对于严重的、难治性（顽固性）的疼痛，可以考虑使用阿片类药物或者添加氯胺酮。根据体重来计算阿片类药物的用药剂量，快速滴定，直到疼痛控制。需要进一步控制疼痛，剂量要比前一剂量多增加 1/3。

二、不同发展阶段儿童面对临终时的心理需求

（一）信任和爱的发展（0—1岁）

婴儿在这个阶段发展出对于主要照护者的信任并且学习到爱的感受。所以，此年龄的患儿，在生病住院期间，应该让主要照护者陪同，治疗期间也应该尽可能安排已经与他建立好关系的医护人员来照护。整个住院期间及临终时刻都不适宜任意更换照护者，以维护他的安全感受。

（二）魔术时代（1—3岁）

因为魔力的感觉，一个儿童可能相信他有战胜死亡的力量。这个年龄段的儿童在对自己和他人产生了信任之后，通常会相信别人告诉他的一切。一个三岁的儿童经常会问他想知道的东西。我们需要用清晰、非委婉的语言回答儿童的问题，温和地、不带偏见地鼓励儿童交流、采取行动、描绘出疾病发生的情况，这可能有助于儿童和他的家人应对孩子死亡的过程。

（三）内部法官和陪审团的发展（3—6岁）

在这段时间里，儿童会培养出一种良知，并会为发生的事情（超越魔法）寻找负责任的理由。垂死的患儿可能会为他的父母寻求保护，不希望父母悲伤

或者希望避免可能引起父母痛苦的谈话，如承认儿童即将死去。对这些儿童使用清晰的语言是非常重要的。仔细倾听对方提出的问题，并做出简单而诚实的回答。创造一个安全的环境，让儿童的意识得到尊重。

（四）需要了解事实和细节（6—12岁）

在这一时期，儿童开始使用事实性信息，使死亡变得真实。关于死亡的生动细节的故事往往不像它们那样令人恐惧，而是令人着迷。了解细节可能是一种给混乱阶段带来秩序和控制感的方法。这个年龄段的儿童提出的问题通常需要完整和连续的答案。经常需要保护心爱的人，照护者的工作可能包括找到一种方法，使儿童和他的家人之间的交流更容易。

（五）需要成为群体中的一部分（12—21岁）

青少年要做的事情就是成为一名青少年。对一个即将死去的青少年来说，"与众不同"的感觉可能很困难，只要他愿意，提供各种方式让他与朋友和活动保持联系，如邀请朋友到家里做客。青少年也会更关注兄弟姐妹的问题，所以有必要让兄弟姐妹参与讨论。

临终患儿情感也会随之变化，针对疾病、父母、照护者及自己出现的愤怒，孩子面临的身体变化、病情恶化、疼痛以及由于与父母或周围环境的分离产生的焦虑也会为失去他在患病前的身份和拥有的东西而悲伤；由于疾病影响、交流受限和反复住院会产生孤独感，当孩子试图控制疾病和周围事件会感到恐惧。患儿以自己的认知能力和情感方式经历了疾病的发展和死亡危险，并尽可能将这些感觉或情绪传达给他人。孩子们一般都知道他们即将死亡。患有绝症的青少年对父母的反应很敏感，并且很想与朋友保持联系。

三、拟订临终疗护计划及实施

在为接近生命终点的儿童或年轻人制订或审查预先护理计划时，需与父母或看护人谈谈他们对儿童死亡时所期望得到的护理和支持。当孩子接近生命的尽头时，与他们的父母或照顾者讨论什么可以帮助他们。例如，进行重要的仪式录像，或者留念如照片、头发或手印等。与临终儿童以及他们的父母或照顾者讨论他们期望的照护地点及希望将来"留"在哪里。中小学生随着年龄的增长，对死亡认识逐渐丰富，同时困惑也随之增多，并且大多在有相关死亡的体验后表现出恐惧和悲伤。儿童死亡认知会随着年龄增长逐渐具有生物学意义，然而受到父母及居住地文化的影响，其死亡认知表现不一。

根据他们个人的意愿、宗教、文化精神信仰、风俗习惯以及相关的和有临床经验的医护人员的观点，与儿童和青少年及其父母或看护人商定一个具有安全性和实用性的看护地点和离世地点。如果可能的话，服务部门应确保儿童能够在他们喜欢的看护地点得到照顾，并在他们选择的离世地点离开人间。如果儿童或青少年及其父母或照顾者改变主意，或者由于临床原因或服务问题，其护理地点或离世地点将有可能会改变。在与儿童或青少年及其父母或照顾者讨论可能的护理地点或离世地点时，应提供相关护理环境（如家庭护理、临终关怀或医院护理），确保他们在每个环境中都可以得到护理和支持。如果患者及其家属更喜欢在家中接受照顾，应与他们讨论实际的情况，例如，可能需要适应家中护理环境、生活安排的改变及设备支持情况。如果怀疑儿童或年轻人可能很快就会死亡，而且他们不在他们选择的离世地点，那么需要与他们和他们的父母或照顾者讨论是否有可能进行快速转移。在计划快速转移到首选死亡地点时，应对与患儿及其家属以及转移后将参与的医护人员讨论的预先护理计划进行审查并在必要时更新。更新的护理计划应包括患儿及家属的意向改变及实施时间，还有所涉及的医护人员及患儿去世后的记录。护理计划应包括生命的最后几小时或几天、如果儿童或青少年活得比预期长应该怎样护理、在儿童或青少年去世后对家庭的支持、去世后身体护理。当计划将儿童或青少年迅速转移到他们预期的离世地点时，要知道他们的病情是不可预测的，可能会比预期的早或晚。讨论儿童的病情发展过程中的任何不确定性，以及这会如何影响他们及其家属的照护，确保预先护理计划的妥善实施。

为了缓解儿童临床症状，拟订临终疗护计划，尽量减少儿童和年轻人的恐惧和其家庭的痛苦和焦虑。制订护理计划能有效控制儿童生命结束时身体的痛苦，根据 WHO 三阶梯镇痛原则作为指导，快速控制疼痛的蔓延。阿片类药物（吗啡或其他类似鸦片的药物）是一种经过充分研究的、可接受的、有效的临终止痛药物。例如，儿童吞咽能力或从肠道吸收药物的能力可能会在生命末期减弱,需要以最佳途径服用止痛药。新生儿对疼痛的感知与成人相比更加强烈、持久。剧烈的疼痛会引起焦虑,在这种情况下,可以使用一种像咪达唑仑(多米可)这样的抗焦虑药。然而,很多时候疼痛和焦虑的表现十分相似,所以缓解疼痛之前,千万不要给他们镇静。对于烦躁不安的患儿,请保护他们的安全,寻找可能导致这种情况的原因,如疼痛、缺氧、贫血、脱水、尿潴留或便秘、心理因素如恐惧、焦虑或抑郁及药物的副作用。对于即将走到生命尽头的患有神经疾病的儿童和年轻人,躁动或神志不清可能被误认为癫痫或肌张力障碍。如果患儿需要躁动治疗,应解决导致这种疾病的医疗问题或心理疾病,也可以采取非干预措施,如平静谈话、抚摸、分散注意力、改变环境、保持舒适的室温、减少噪声和照明等,并提供给患者熟悉的物品,使其接触熟悉的人,播放舒缓音乐,提供宗教和精神支持,或者采取干预措施,如逐渐增加药物剂量,减少躁动。

如果一个孩子的生命接近尽头,并且有较高癫痫发作风险,应向他们和他们的家属解释其发生癫痫的可能性,注意事项及相应的护理措施,进而制订相应的护理计划。对于已接受抗惊厥治疗的儿童家属或照护者,应确保其知道当儿童或青少年在家中癫痫发作,应如何护理。还需了解患童出现呼吸窘迫的原因是由于身体不适还是环境因素或呼吸问题,并讨论制定相应的护理措施,如氧疗及药物干预(支气管扩张药、祛痰药等)。对于营养计划的制订,如果儿童可以进食,鼓励患儿进食营养丰富的食物,如果儿童无法进食,需采取肠内营养保证营养供给,需与儿童及其家属定期讨论是否继续保留肠内营养供给,必要时应改变药物的供给方式。在生命即将结束时静脉注射是非常困难的,多次尝试静脉注射也会造成不必要的痛苦。因此,考虑其他途径,如口服(如果可以耐受)或经鼻胃管、口腔、透皮贴剂、皮下输液或直肠给药等,尽可能避免肌肉注射,选择对儿童最好的用药途径。

护理人员需拟订临终护理计划,提高综合护理措施,减轻疾病症状,做好延缓疾病发展的医疗护理,为患者及其监护人提供社会、心理精神支持,协助患儿积极面对生活直到自然死亡,确保晚期生活质量得到提高。一个专业的医疗团队由营养师、义工、社工、职业治疗师、物理治疗师、临床心理学家、舒缓科医护人员、哀伤辅导员等成员组成。对无救治希望并且存活期限不超过3

月的临终患儿提供特殊的缓和医疗服务,满足晚期患儿躯体心理和精神需求。当患儿诊断危重疾病时,医护人员应向监护人解释病情和预后。有研究表明,告知病情对患儿或监护人有积极作用,还应鼓励监护人参与照顾患儿的工作,根据患儿喜好摆放玩具布偶鲜花或者让其听轻柔音乐等,多陪伴患者,了解患儿的病情和症状、情绪和心愿,协助监护人积极面对临终患者的疾病过程及哀伤过程,建立正确的治疗目标。

建议的执行可能需要时间,时间长短可能因计划而异,并取决于在实践或服务中的改变程度。应与当地的优先事项保持一致时,实施改变的治疗计划往往是最有效的,并由一个明确的多学科团队照顾。随着儿童或年轻人的情况发生变化,如果他们主要从接受护理转变为接受临终关怀,应相应调整多学科小组的成员,从而更好地为患儿提供护理。

第四节 提供家属相关的临终护理

一、家属在患儿处于临终时刻的照护需求

每年我国都有大量儿童因患有血液肿瘤等疾病无法被治愈。当所有治疗方案都无法挽救生命时,这时最重要的是为孩子减轻痛苦,并提供生理、心理等方面的照料以提高生命质量的临终关怀。然而,由于不少年轻家长对于癌痛和临终关怀缺乏认识,相关医疗体系建设不完善等,接受临终关怀的孩子少之又少。在2020年的父亲节,患有脑瘤的4岁女童小鱼儿在父母的怀抱中安静地离开了人世。进入临终关怀病区前,小鱼儿曾经历了2次开颅手术、14次化疗,平均每月一次腰穿,几百次扎手指和打针。在第三次复发转移后,医疗专家不建议孩子继续化疗。生命的最后时刻,小鱼儿的父母选择让孩子转到舒缓疗护病区。在这里,医护人员给了患儿最精心的护理,并尽可能满足患儿的心愿,病床周围摆满了各种她喜欢的玩具。在医生的帮助下,小鱼儿缓解了疼痛,还坐着小推车下楼采了树叶。告别那天,尽管小鱼儿已进入昏迷状态,但在医生的提醒下,小鱼儿的妈妈一直蹲在病床前,紧紧握住孩子的小手,轻轻给孩子

说话，增加孩子的安全感。

在儿童处于临终时刻时，尽量建议家长和照顾者与患儿独处，不要让所有的家人都在身边。这是他们非常亲密的私人时间，会有助于促进双方"放手"和说再见。家庭中的其他人可能也希望有一些私人时间与孩子道别。有些家庭选择做一些特别的事情。例如，走过房子里的每一个房间，并说再见。与父母或照顾者讨论在他们的孩子去世后需要的实际安排，大多数父母可能不会直接要求家访，但通常都很感激，并经常从患儿离世时的家访中获益。当他们因悲伤而感到不知所措、六神无主时，只要有人在那里帮助安排这一过程就会很有帮助。如果他们拒绝，那么还有一些事情可以在电话里帮助他们。在患儿被带出家门之前，他们很可能不需要护士或其他团队成员一直待在家里。应该允许家属有足够的时间陪伴他们的孩子，直到太平间工作人员来推走他们孩子的遗体。或许家人想把尸体保存好几个小时，这似乎很不寻常，但这是把孩子从家里带走的最后一步。在患儿离世时，可以向太平间提供所需的信息并告知家属他们准备好时会直接与太平间联系。鼓励在场的父母给家里的其他孩子一个选择，让他们与患儿说再见。通过给孩子提供选择的机会，使孩子在不熟悉和不安的经历中获得了控制感。他们会记得有人充分考虑了他们以及他们与逝者的关系，给了他们说再见的机会。最好把儿童身上的输液管、氧气管、导管等的所有管子都拿掉，使其看起来属于正常状态。如果家属准备火葬，这可能是他们见到兄弟姐妹的最后一次机会。孩子们可能只是想进去"看一眼"，或者他们可能会感到好奇。无论孩子选择留下多长时间都可以，应该由他们自己决定。另外，使父母有时间进行他们需要的任何私人仪式或活动，这可能包括给孩子洗澡，给孩子穿上特别的衣服，在床边祝福或祈祷等。可以建议他们留一缕头发作为纪念。颈后或后脑勺是获得一撮头发的最佳位置，再用纱、线或缎带绑起来。向他们解释说，他们现在可能不想看它，也不想拥有它，但有一天他们可能会为拥有这个小小的回忆而感到高兴。在某些情况下，家人可能想为孩子照相，希望将其留给居住在远方的亲戚留作想念。如果家里没有可用的东西，可以出去买印泥、海报漆或颜料。最好在身体变得僵硬之前尽快进行指纹采集。其他家庭成员也可以添加手印，以创建手的"全家福"。让这些有形的东西把他们和他们所爱的人、他们宝贵的孩子联系在一起。

在联系太平间时,需要强调当他们到达家中时,家人可能需要做最后的道别。与其让太平间的工作人员把孩子从家里带走,不如让其中一位成年人/父母把孩子抱到车里,并把孩子交给工作人员,这样的痛苦可能要小很多。有时候,这个过程会变成一个非正式的游行,陪伴孩子最后一次走出家门。如果可能的话,当孩子准备被抬出家门时,不要把孩子的脸和头盖住,不要完全封闭。对大多数父母/家庭来说,使用尸体袋是非常痛苦和无礼的。也许可以用特殊的毯子或床单把孩子包裹起来。有时殡仪人员愿意用一些小东西覆盖孩子的身体,直到孩子离开家,离开后保护好孩子的身体。兄弟姐妹可以给孩子的身体加上一个特别的纪念品,如一张便条、一朵花、一幅画或一个毛绒玩具。

二、提供家属舒适护理及支持

儿童如果是在医院,应该不限制家人和朋友的探望,并与家属核实,还有哪些人应该被允许探望。不了解或不理解孩子的真实情况是父母的主要压力来源,应与家属阐明儿童的真实情况和信息。例如,儿童的呼吸可能会发生变化,变得吃力或者听起来像在喘气,但这是正常的死亡过程。向家人耐心阐述其护理操作,使得家长放心缓解焦虑。家庭可能需要很多安慰和支持,医护人员应具备应对家庭的悲伤的能力,家属可能会感到内疚、愤怒、悲伤甚至身体症状,如孩子死亡时晕倒。让家人在孩子死后有一段时间与其遗体在一起。在遗体被带走之前,应该允许家属遵循他们的文化习俗,以便他们有机会表达自己的感受并告别。协助家属填写所需文件,如死亡通知单,并及时联系殡仪馆。

儿童离世后的目标是给家庭提供一个人生经历结束的开始,让家庭记住逝者是一个可爱的人,而不是一个病人。死后应继续保持平静的环境,当家庭处于平静的环境时,他们就能最大限度地利用留在孩子身边的时间。一些父母希望独处;另一些父母则希望有人能为他们提供支持和指导。在儿童或青少年死亡前后,由具有专业知识的专业人员向其父母或照料者提供丧亲支助,当与家属讨论丧亲支持时讨论不同的专业人员(临床医生,了解儿童或青少年并参与其护理的医护人员)可以提供哪些他们所需要和可以得到的支持及其所发挥的作用，并将支持计划告知多学科护理团队。其中多学科护理团队包括：来自初级、二级或三级的医疗人员，专门研究儿童潜在生命受限状况的专家，临终关怀专业人员，舒缓疗护专家团队的成员；社会护理从业人员；教育人员和联合健康专业人员（如物理治疗师、职业治疗师和心理治疗师）。确保有合适的计划安排，与专业人士和同事讨论他们的想法和感受，以便提供良好的支持。详情信息请参考第八章。

家人往往希望在患儿临终前的几个小时到几天里一直守在床边。这被称为"筑巢"。或者在床边守夜。要了解家庭对床边守夜的偏好，消除恐惧，并在守夜期间为家庭提供教育和支持。确保家庭成员正常吃饭、睡觉及自理。询问儿童父母是否遵医嘱正确服药，以确保他们的健康。在某些情况下，守在床边的家人可能会因为恐惧或其他个人原因而感到不舒服，特别是在家庭成员众多或者没有家人陪伴的家庭中，支持家人知道其担忧和恐惧，确定他们希望在这段时间内有谁在场。根据研究显示，家庭的共同恐惧还包括害怕实际死亡时"不在这里"；害怕孩子死亡时痛苦，或者他们将不得不看着孩子受苦；害怕孩子死后自己会感到孤独，对未来不知所措；害怕他们不知道孩子是否死亡以及害怕和孩子最后的分别等。

第八章 丧失、哀伤、丧亲之痛

第一节 绪论

一、儿童安宁舒缓疗护哀伤辅导的重要性

对于原本幸福的家庭来说,儿童离世的消息可以说是让人十分难过的经历之一,尤其是在大多数儿童疾病可以预防或治愈的时候。儿童的离世深刻影响着所有参与照顾孩子的人,如父母、兄弟姐妹、祖父母、大家庭、朋友等。对于每个人来说,这是一件难以接受的事情。相较于老人的离世,我们更无法接受儿童的离世,因为这让我们有一种打破事物自然秩序的感觉,因此我们会感到更加痛苦和难以接受。

由于每个人的人生经历、文化背景、宗教信仰的不同,他们面对儿童离世的反应也不尽相同,有些人习惯于哭泣,但也有些人选择沉默不语,维持每日生活,仿佛无事发生。但是,无论是何种表现,他们的痛苦都是实际存在的。如果没有妥善处理,那么他们可能会出现抑郁、社交恐惧、愤怒、悲伤、内疚、后悔、沉默或者甚至酗酒、自杀等行为。因此,提供有效的哀伤支持十分重要。

二、哀伤的相关概念

（一）丧失（loss）

丧失是指某物或某人的失去。丧失的价值是由经历丧失的个人所决定的，而且是独一无二的。在日常生活中我们也会经历失去，如离婚、搬家、失去或更换工作或者孩子离家。在此，我们特指在儿童安宁舒缓疗护中出现的丧失。例如，当我们面对危重疾病诊断、治疗无效、儿童离世时，我们都可能会出现丧失感。丧失根据发生时间的不同又可以分为主要（初始）丧失和次要（后期）丧失。主要丧失发生在首次收到关于儿童诊断的坏消息时，如儿童可能会因疾病离世或者儿童虽有可能存活但生活质量严重下降等。次要丧失发生在真实经历病情恶化和儿童离世的过程，如儿童治疗后出现截肢、失明等。总之，事态的变化伴随着丧失，现在或之后的变化经常会出现丧失感。

（二）哀悼（mourning）

哀悼是指个体处理丧失和表达悲痛的一种外在的、社会的表现。哀悼的形式与文化背景、宗教信仰、个人性格、生活经历等都有关系。例如，有些文化在哀悼时可能非常情绪化和言语化，而有些可能对丧失反应不大。而宗教信仰也决定一个人哀悼的时间长短以及生者在丧亲期间采取何种行动。

（三）丧亲之痛（bereavement）

丧亲之痛是指一个人在失去亲人后的悲伤和哀悼期间所经历的情绪状态，包括生者哀伤和哀悼的内心感受和外在反应。"丧亲期"（bereavement period）用来指哀悼、哀伤和适应一个没有死者身体、心理和社会存在的世界的一段时间。这一时间的长短因人而异，具有高度个体性，对某些人来说，这甚至可能是一辈子的事情，而这一时期个人的外在表现便是哀悼。

（四）哀伤（grief）

哀伤是指个体对真实的、感知的或预期的丧失做出的个体的和个性化的感觉和反应。哀伤是每个人都会出现的正常情感反应。儿童、家人、医疗团队成员、朋友和同学都会经历哀伤，通常失去亲人的父母所经历的哀伤比其他群体所经历的更为严重、持久和复杂。从孩子确诊开始，父母经历了一系列丧失：失去健康的孩子，失去生活方式，对孩子失去希望等等。哀伤会影响父母生活质量，经常导致食欲缺乏、睡眠改变、抑郁、社交退缩、愤怒、悲伤、内疚、后悔、沉默、精神亢奋和一系列其他反应。因此，给予适当、有效的支持至关重要。

第二节 哀伤理论

一、哀伤模式/理论

（一）阶段模式（stage or phase model）

阶段模式的前提是哀伤过程有始有终，并且在哀伤过程中有一定程度的进展。亲人去世后所经历的身体、情感、行为、社会和智力上的影响，是以某种预期的顺序发生的。这些是关于哀伤的最初理论，但因为失去亲人的人通常不会沿着这些理论所建议的哀伤路径进行，所以可以认为这些模式并不准确。

（二）医学模式（medical model）

将哀伤的过程与从疾病、伤害或精神疾病中痊愈的过程进行比较。该模式描述了复杂形式的哀伤症状、处理方法或临床关注的需要。

（三）对于阶段模式和医学模式的批判

（1）过分简化了哀伤的复杂经历，并且都隐隐暗示着哀伤后都会有一个坏结局。

（2）错误地认为正常的哀伤过程是一个病态的过程。

（3）不尊重离世者的差异性。错误地将群体所反映出的共性运用到每一个个体上，强调哀伤者的经历是相似和可预测的，以至于给哀伤者不适宜的期望，认为所有哀伤者最后都会摆脱哀伤。如果某位哀伤者并没有从哀伤过程恢复过来，那么他可能自己会产生"负罪感"，认为自己做错了。

(4) 支持哀伤是消极应对丧失的观点。这就给了丧亲者一种哀伤不过是他们失去家人后随机出现的反应而已，这就会强化他们的无助感。从而忽略哀伤是复杂活跃、充满选择的。

(5) 这些模式对照护者们的指导很少。暗示着照护人员只需要等待、安慰、倾听哀伤者，治疗他们的症状即可。

（四）哀伤运行理论（grief work theory）

哀伤运行理论认为哀伤需要时间和努力。哀伤运行的任务是帮助哀伤者放弃对死者的依恋，处理哀伤的痛苦，适应没有死者的生活，与死者创建新的联系。这些理论定义了积极应对丧亲所带来的挑战的努力。阿提格（Attig）的模型将该过程描述为重新认识世界，包括物理环境、社会环境、自我方面以及与死者的关系，虽然家属与死者的关系发生了转变，但可以继续与死者保持持久的联系。

例如，父母可能会恢复正常的生活功能，但永远不会结束对孩子的爱或回忆。如果孩子的记忆在几十年后出现时，父母仍会心痛。医护人员可以通过帮助父母的记忆保存来促进他们这些持久的联系，如保留孩子的头发、手印或脚印、孩子做的艺术品等。

哀伤运行理论的优点：认识到哀伤是对失去的情感、心理、行为、社会、智力和丧失精神挑战的积极反应；鼓励尊重哀伤者的差异性；回应丧亲者无助感；促进个人成长；为照护者提供指导，将照护者的角色从被动地等待丧亲者恢复转换到努力积极支持解决悲痛。

二、正常哀伤过程

总体而言，每个人的哀伤过程都不是千篇一律的。失去、离世、哀伤是人生命周期的一部分，影响着我们所有人。对每个人来说，哀伤都是难过的，即使在同一个家庭中每个人的表现都可能不同。从中我们也不难看出，哀伤具有个体差异性，它受许多因素影响。因此，重要的是记住人们会以许多不同的方式哀伤。没有对或错，也没有一个特定的时间框架，它永远不会完全结束，因为人们总会有一种因记忆或一个重要日期的周年纪念而引起的失去的感觉。一个人哀伤并不为过，因为他遭受周围环境的损失或死亡的影响。从根本上说，哀伤是对"无选择"事件的积极、充满选择、不断演变的反应。

从时间上看，对患儿及其家庭成员来说，哀伤在离世之前就开始了，因为他们预见并经历了离世（预期性哀伤）。失去孩子后，父母和其他家庭成员、朋友和社区的哀伤仍会继续。没有人能真正"克服"丧失，但许多人或大多数人可以随着时间的不断推进逐渐从丧失中恢复。当失去亲人的痛苦减轻，父母适应了没有死者的生活时，就会康复。不过许多父母也觉得他们没有真正从孩子的离世中恢复过来。他们会逐渐适应，恢复日常活动，甚至可能从生活中获得一些乐趣，但他们仍然会觉得脆弱，无法回到从前。

哀伤的人可以体验到各种各样的感受。尽管儿童的悲伤与成人不同，但他们仍会经历许多与成人相同的反应。他们可能会出现口干、头晕、精力减退、食欲缺乏、性欲减退或持续的恶心感觉，如悲伤、愤怒、绝望、内疚、焦虑、疲倦、孤独或麻木等生理、心理、社会不适。一个家庭中的成员常常以不同的方式应对悲伤，所以哀伤没有"正确"的方式，每个人应对悲伤的方式和所需时间都不一样。

第三节 常见哀伤种类

一、预期性哀伤

预期性哀伤（anticipatory grief）是指当个体预感到某种即将发生的丧失而产生的内心悲伤。

（一）预期性哀伤的特点

预期性哀伤的特点是：对患者死亡的预期、情感痛苦、自我防御和人际防御、专注于患者的照顾、患者活下去的希望、矛盾心理、个人丧失、生理和情感退化导致的相关丧失、终末期相关任务和角色过渡。

（二）预期性哀伤的作用

经历预期性哀伤可以为准备丧失、接受丧失、完成未完成的事务、回顾生活和解决冲突提供时间。它是应对所爱之人死亡的准备，可以减轻丧亲之痛。它可以帮助那些没有孩子的家庭思考他们的未来。它可以帮助家庭成员开始面对孩子死亡时出现的问题，并开始重新安排他们的生活。必须认识到，每个儿童的死亡在发生时都是意外的，死亡后的哀伤程度不会减轻复杂性哀伤，反而会比预期的更强烈，持续时间更长。

（三）预期性哀伤的理论与模型

1. 哀悼历程理论

Bowlby 于 1961 年提出哀悼历程理论（the process of mourning），认为绝症患儿照顾者的哀伤有规律可循。该理论将绝症患儿父母的预期性哀伤历程归纳为以下四个阶段：

（1）休克期（麻木期）：在丧失的重大刺激下，患儿父母会难以置信，表现出短暂的感情麻木反应。

（2）否认期（回忆期）：否认患儿的病情，迫切地想要找回曾经健康的孩子，并频繁表现出愤怒。

（3）混乱期（绝望期）：被不安、沮丧和冷漠折磨，表现为精神恍惚、头痛、失眠等。

（4）接纳期（重整期）：理解和接受丧失，愿意为创造新的生活而努力。

2. 依恋理论

Bowlby 提出了依恋理论（attachment theory），认为幼儿会与母亲本能地建立起情感依附，依附行为可以满足其生存与安全需求，这种亲密关系会扩展至其他重要的人。Bartholomew 等以对自我和他人的内部工作模型（internal working model）的积极与消极程度为基础，将成人依恋类型分为安全型、专注型、恐惧型和冷漠型。Stroebe 等将依恋理论应用于丧亲者的悲伤反应研究，发现丧亲者的依恋类型不同，其丧亲后的悲伤反应也不同。

（四）预期性哀伤的影响因素

1. 人口学因素

母亲的预期性悲伤程度明显高于父亲。受教育程度与预期性哀伤程度负相关。

2. 疾病相关因素

疾病严重程度、病程长短与预期性哀伤水平有关。新确诊的患儿父母预期性悲伤水平高于确诊数月的患儿父母的预期性悲伤水平。而癌症复发及出现新的或恶化的症状使父母的预期性悲伤加剧，病情反复给母亲带来的压力甚至比癌症确诊时的更大。

3. 社会支持

外部资源的增加能够提高家庭的适应力，降低癌症患儿父母的预期性悲伤水平。卫生保健人员的态度和行为对患儿父母有深刻、持久的影响。

（五）预期性哀伤的常见干预措施

（1）情感支持。
（2）鼓励对预期丧失进行说明。
（3）教育儿童和家庭成员了解疾病进展和死亡过程的体征和症状。
（4）鼓励孩子和家庭成员完成未完成的计划。
（5）提供陪伴、积极倾听、接触和安慰以及进行悲伤咨询等可以减轻患儿家属的心理痛苦和悲伤，提高其生活质量。

二、复杂性哀伤

复杂性哀伤（complicated grief）：悲伤程度增加，使人不堪重负，采取不寻常的行为或者保持悲伤状态，而不经历通常的悲伤过程。

(一)复杂性哀伤的特点

所有的哀伤都是复杂的,但有时某一刻的哀伤比其他时候更复杂。复杂性哀伤是对丧失的反应,这种反应比平常更强烈,持续时间更长。因此,复杂性哀伤是一种病态的哀伤。

(二)复杂性哀伤的诊断标准

第五版美国精神病学协会(American Psychiatric Association)的《诊断和统计手册》(*Diagnostic and Statistical Manual*,DSM-5)在"需要进一步研究的疾病"一节中提到复杂性哀伤的诊断标准。复杂性哀伤被称为"持续复杂性丧亲障碍",其中概述了成人诊断的 DSM-5 标准。

A. 此人经历了和他关系密切之人的离世。

B. 自从那人离世后,以下至少有一种症状持续出现数天,而且具有明显的临床意义;失去亲人的成年人自亲人离世起至少持续 12 个月,失去亲人的儿童自亲人离世起至少持续 6 个月。

1. 对已故者的长久思念。
2. 亲人离世后,强烈悲伤和情绪痛苦。
3. 关注已故者。
4. 关注已故者离世的情况。

C. 自从那人离世后,以下至少有 6 种症状持续出现数天,而且具有明显的临床意义;失去亲人的成年人自亲人离世起至少持续 12 个月,失去亲人的儿童自亲人离世起至少持续 6 个月。

对离世的反应性痛苦:

1. 接受亲人离世现实明显困难。
2. 对丧失感到难抑情绪麻木。
3. 一想起已故者,悲伤情绪便涌上心头,很难积极寻常地想起已故者。
4. 与丧失有关的苦涩和愤怒。
5. 关于自己和已故者或亲人离世有关的不适应的评价(例如,自责)。
6. 过度避免提醒丧失(例如,避免谈及与已故者有关的个人、地点或情况)。

社会身份的中断：

7. 为了和已故者在一起而渴望离世。

8. 自亲人离世后难以相信别人。

9. 自亲人离世后感到孤独或者与其他人分离。

10. 没有已故者后感觉生活空虚、毫无意义或者相信没有已故者生活不能正常运转。

11. 混淆一个人在生活中的角色或者对自己身份的理解减弱（例如，感觉自己的一部分死于死者）。

12. 因丧失或者计划未来难以实现，或者不愿追求利益（如友谊、活动）。

D. 这种干扰在社会、在职业或其他重要功能领域明显造成临床上的痛苦或损害。

E. 丧亲反应与文化或宗教或适合年龄的规范不成比例或者不一致。

具体说明：创伤性丧亲之痛，因杀人或自杀造成的丧亲之痛，持续困扰关于离世的创伤性质的关注（通常是对丧失提醒的回应），包括已故者的最后时刻，痛苦程度和残缺伤害，或者死亡的恶意或故意性质。

引自：美国精神病学协会的《诊断和统计手册》第五版. 网址如下：https://www.psychiatry.org/psychiatrists/practice/dsm/updates-to-dsm-5.

父母的复杂性哀伤常伴随着分离、痛苦和创伤等极端症状的丧亲之痛。考虑到他们正在经历复杂的哀伤，这些症状持续至少 6 个月，并导致显著的功能损害。其可能出现的症状如下：

（1）不停地想念他们已故的孩子。

（2）寻找他们已故的孩子，伤害到了其他直系亲属。

（3）寻找或者"看到或听到"他们已故的孩子。

（4）自从孩子离世后他们将自己与外界隔绝，产生过度的孤独感。

（5）缺乏人生目标。

（6）难以相信或承认孩子离世的事实。

（7）麻木感。

（8）超脱或缺乏情感反应。

（9）感觉生命空虚或无意义。

（10）感觉自己的一部分已经死亡。

（11）一个支离破碎的世界观。

（12）萌生有害行为的想法，如自杀。

（13）过度烦躁和痛苦。

出现上述复杂性哀伤症状的家长应转介绍给有资格的专业人员，以获得进一步的支持和指导。

（三）复杂性哀伤类型

1. 分类

（1）慢性哀伤（chronic grief）：哀伤反应不会消退，并持续很长一段时间。

（2）延迟性哀伤（delayed grief）：被压抑或推迟的哀伤反应，丧失亲人的人有意识或无意识地避免丧失的痛苦。

（3）过度哀伤（exaggerated grief）：丧失亲人的人会采取自杀或滥用药物等自毁行为。

（4）被遮蔽的哀伤（masked grief）：丧失亲人的人不会意识到由于丧失而导致的干扰正常功能的行为。

2. 复杂性哀伤的风险因素

与死者的关系中曾存在的困难、死亡情况（因凶杀或自杀造成的创伤性死亡）、慢性疾病、家庭成员自己的抑郁病史、多次丧失或遭受之前死亡的哀伤历史、临终过程的困难、死亡被社会否定、缺乏社会支持或信仰体系。

3. 复杂性哀伤的干预措施

复杂性哀伤具有一些精神症状，因此在进行干预时，可以邀请精神科医护人员来协助治疗。主要的治疗方式包括认知行为治疗和药物治疗，二者合用一般疗效较好。

三、被剥夺权利的哀伤

被剥夺权利的哀伤（disenfranchised grief）是指未被社会公开承认的哀伤。

由于这种丧失是没有得到承认，所以被剥夺权利的哀伤可能会由母亲产生。因此，婴儿离去，母亲的身份也失去了，没有得到社会的公开承认，这些都进一步加重了母亲的悲痛。

常见的干预措施：医护人员需尊重孩子的生命，承认孩子的存在和父母的身份；对孩子一视同仁，尊重和采取有利于父母正常化的措施；了解并确认父母或兄弟姐妹与已故孩子的关系、感情、哀伤反应，并支持他们对仪式、葬礼和传统的诉求；良好的沟通是尊重和支持的表现，包括使用正确恰当的语言、恰当的表达方式；提供的信息资料必须有效，涉及医学术语时必须用患者能够理解的语言进行解释，也应充分考虑到患儿家庭的文化背景和实际情况。

第四节　哀伤过程的影响因素及哀伤评估

每个人的哀伤程度差异很大，并受到各种因素的影响。可以将这些影响因素分为三大类来描述丧亲之痛：个人因素、环境因素和情境因素。这些因素都相互影响，以提供一个人悲伤的背景。为了更好地帮助丧亲者承认或感受到丧失，以他自己的方式表达损失，并按照他所处的角度参与悲伤过程，医护人员需要掌握清楚哀伤过程的影响因素，并准确进行哀伤评估。

一、哀伤过程的影响因素

（一）个人因素

1. 与孩子的关系和生活经历

父母、兄弟姐妹、其他家庭成员、朋友与已故孩子都有独特的关系和生活经历。尽管母亲会在孩子出生或死亡之前有过养育孩子的经验，但当新生儿死亡时，家庭成员（包括母亲）可能会挣扎、痛苦，想要更了解自己的孩子，和他共度更多时光，但他们再也没有这个机会了。孩子年龄越大，孩子融入社会、家庭生活的时间就越长，他所经历的生活就会越复杂、越多样。而这会渐渐组成这个家庭的日常生活模式，也就交织成为他哀伤的人的生活经历。尽管有些人认为这些生活经历是烦琐无味的，但也有人认为这段时光充满欢笑和爱。总之，与孩子的关系和共度的生活经历影响丧亲者哀伤的程度。

2. 之前有无亲人离世的经历

一些哀伤者很少有或没有丧失亲人的经历，孩子的离世可能是他们第一次经历重大丧失，甚至是他们第一次接触医疗机构和技术。在大多数情况下，当哀伤者面对新的丧失时，过去的死亡经历的各个方面将会重现，包括记忆和随之而来的痛苦或愉快感觉。在某些情况下，当新的丧失即将或已经发生时，哀伤者可能仍然对先前的丧失感到十分哀伤。在有遗传性疾病的家庭中，可能有一个以上的孩子已经患病；而另一些孩子的死亡可能已经发生或即将发生。这也可能对家庭经历哀伤的方式产生影响。

3. 发育水平

必须考虑每个哀伤者的发育水平。不同年龄段的哀伤者所表现的哀伤程度和哀伤反应也是不同的。以儿童为例，5岁以下的儿童可能会受身边的人的情绪影响，即使他们并不能理解为什么，他们也会间歇性感到悲伤，在表达哀伤和像什么都没有发生过一样的玩耍之间交替变换，他们也会对兄弟姐妹的离世感到愧疚或觉得自己对其死亡有责任，行为与举止和比他们年幼的孩子一样，并会寻找去世的亲人的身影。6-12岁的小学学龄儿童可能会经历一个艰难的过渡期，把死亡看成是可逆的，并且相信死亡只会发生在其他人身上。他们也会对死亡感到愤怒，并把愤怒集中在某些人或任何涉及死亡的人身上，如医生、父母、老师；他们需要时间来接受已发生的事实，可能不会马上表现出来；他们会担心如果父母或其他照顾者死亡，不知道谁会来照顾他们。高中时期的青少年则会像成人一样，但每个青少年都是不同的，而有一些常见的因素可能会影响到他们。

4. 个性化应对方式

不同性格的哀伤者哀伤程度的差异也很大，即使年幼的孩子也是如此。有些哀伤者对变化、脆弱性、模糊性和不确定性有很高的容忍度，而另一些则更加害怕。一些外向的哀伤者可能会接受或寻求与他人相处和讨论，而许多内向的哀伤者可能更喜欢独处、冥想、分散注意力或祈祷。有些哀伤者可能将注意力集中在当前和深刻变化的现实的细节上，而其他哀伤者则可能将注意力集中在未来和新出现的可能性上。但是，应注意这些只能代表个体差异，而不能说明一个人错误应对哀伤。

（二）环境因素

1. 已故儿童在家庭中的角色

儿童的年龄通常有助于确定已故儿童在家庭中的角色。当一个孩子去世了，其他孩子的角色可能会改变。例如，一个有三个女孩的家庭，最大的一个去世了，原来中间的孩子现在是最大的。如果最小的孩子后来去世了，那么她就成了唯一的孩子。孩子通常在一个家庭中扮演特定的社会角色（如"领袖"等），但没有了这个孩子，这个角色就无法发挥作用，那么这个家庭的适应性可能会很困难。

2. 家庭特征

每个家庭都有其独特的生活方式，如应对危机或冲突的方式、彼此互动以及与外界其他人建立联系的方式。一些家庭习惯于公开沟通、表达感受、利用资源或寻求帮助。重要的是要了解一个家庭如何发挥作用，更好地建立有效的方法来帮助他们摆脱悲伤。

3. 文化和社会特征

个人对儿童离世的反应受到不同的社会和文化环境的影响，反过来，每个哀伤者在塑造家庭和社区的反应方面发挥着多种作用。精神评估至关重要，因为它可以帮助缓解内疚感，和解或记住自我价值。个人和家庭哀伤有更广泛的文化背景，他们可能会转向文化和传统，在他们的文化仪式和礼仪、行为准则和精神实践中寻求支持和安慰。

(三)情境因素

1. 儿童疾病/死亡的特征

家庭随身携带着来自医疗机构或他们自己家(如果孩子在家中离世)的图像、声音和气味,包括疼痛的记忆或其他痛苦的症状。一个孩子的生命可能在全力抢救后逐渐地、平静地进入无意识状态之后结束。他可能在长期的治疗后去世,或者非常突然出乎意料地死亡。长时间的照顾可能会使家庭成员麻木,没有精力去哀伤。较短的死亡过程往往会让家属没有足够的时间来准备和建立支持系统,以应对丧亲之痛的深刻悲伤和不适应感。不同的情况可能会导致不同的哀伤表现。

2. 涉及与疾病或死亡有关的事件

越来越多的证据表明,可以根据儿童的认知和情感成熟程度向他们说明其健康状况,并让他们参与讨论和决策。在涉及其兄弟姐妹时也是如此。在患儿离世之后,参加葬礼追悼会或丧葬仪式的兄弟姐妹通常不会出现行为问题。

二、哀伤评估

哀伤评估(grief assessment)是指对孩子和家庭成员在孩子患病的整个过程中以及家庭成员在丧亲期进行的评估。评估对象为患儿、家庭成员、重要他人、学校、社区。哀伤评估从孩子被送进医院或诊断为急性、慢性或晚期疾病时开始,贯穿于儿童患病的整个过程,并在家庭成员丧亲期间持续进行。

护士、社会工作者、心理学专家、志愿者、悲伤和丧亲顾问以及医生等来评估家庭成员的悲伤过程。每个学科人员都可以提供有关丧亲关怀计划的专业知识,例如,丧亲者可能有精神情感上的问题,最好由心理学专家来解决。一个家庭可能会需要丧亲顾问或社会工作者来帮助他们。进行哀伤评估时,注意哀伤过程的影响因素,可以从个人、家庭、情境三方面进行评估。考虑哀伤的过程、影响和任务。应特别注意那些可能引起个人面临复杂哀伤风险中的指标。丧失后持续一年以上的复杂悲伤障碍的诊断标准为强烈的受侵害感想、严重的痛苦情绪、痛苦的怀念、过于孤独和空虚的感觉、过度回避让人想起已故者的事物、异常的睡眠障碍和对个人活动的兴趣丧失的适应不良程度等。

第五节 哀伤的影响

一、哀伤如同重新认识世界

（一）重新了解物理环境

那些为孩子的离世感到悲伤的人仍会回到充满挑战的物理环境中，无论是在家里还是在家外，这些物理环境包括遗留下来的东西和地方。这些东西和地方充满了对孩子离世的提示，包括对孩子已不在家的痛苦提醒。某些情况下，还包括他痛苦以及珍贵的记忆。一些父母和兄弟姐妹回到家中，带着孩子去从未入住过的托儿所。有些家庭可能会在一段时间内不动东西，没有"合适的"时间把孩子的东西从家里搬走。

（二）重新了解社会环境

哀伤者必须重新适应他们的社交环境，参与家人、朋友以及其他可能认识或不认识已故孩子的人的生活。这些社会背景也渗透着对孩子的提醒，既痛苦，又积极。孩子的葬礼、假期、生日、生活中特殊事件的周年纪念日、聚会、学年开始、毕业典礼和家庭传统对家长可能特别具有挑战性。

（三）重新了解自我

父母要解决一些问题。比如，他们是否认同自己作为父母的角色？作为已故孩子的母亲、父亲或继父母意味着什么？他们养育其他的孩子的动机和能力是什么？一些失去独生子女的父母可能会犹豫是否庆祝母亲节或父亲节。兄弟姐妹对自己在家庭中的角色和地位有着相似的担忧，成为已故兄弟姐妹的兄弟姐妹意味着什么，他们会变成什么样子？亲人离世可能会如何影响他们的父母和兄弟姐妹对他们的关心、重视和尊重？他们现在和正在成为个体。

（四）重新了解与已故子女或其余兄弟姐妹的关系

"封闭"是不可能的。父母、兄弟姐妹、祖父母、大家庭成员和朋友总会因为想念他们所爱的孩子而感到痛苦，他们永远不会停止爱孩子。他们身上带着孩子生命的记忆和故事，这些记忆和故事不会随着孩子的离世而消失。随着时间的推移，记忆可能会以不同的方式改变或整合，并将继续成为剩余家庭成员和朋友生活的一部分。

二、哀伤对不同的群体的影响

（一）哀伤对临终孩子的影响

1. 个人意识

儿童在自己的认知和情感能力中经历了自己的疾病发展和即将死亡的现实，并尽可能将这些感觉或情绪传达给他人。孩子们普遍意识到他们即将死亡。患有绝症的青少年对父母的反应很敏感，并且有强烈的愿望与朋友保持联系。儿童和青少年往往希望保护他们的父母，结果却妨碍真诚的沟通。

2. 儿童可能会经历各种各样的感受

（1）愤怒，表现为针对疾病、父母、照顾者、自我或社会的愤怒。

（2）焦虑，表现为与父母或周围环境的分离焦虑；因为孩子面临进一步的身体变化、病情恶化和疼痛的致残焦虑。

（3）悲伤：为丧失他在患病前的身份和拥有的东西而悲伤。

（4）孤独和孤立。这与疾病、交流受限和反复住院有关。

（5）恐惧。当孩子试图做出最终控制疾病和周围事件的尝试时容易产生恐惧。

(二)哀伤对父母的影响

1. 对家庭来说

孩子的严重疾病和死亡象征着失去未来:这个孩子不能在未来继承家庭遗产。一个孩子的离世以无数种方式呈现在整个家庭中。围产期丧失不仅对家庭产生近期影响,还会产生远期影响。较为远期的影响包括经历丧失对个人应对不良行为和对下次妊娠的影响。对很多父母而言,在经历围产期丧失事件后,下一次的妊娠不再是充满喜悦的期待,而是伴有更高水平的焦虑、抑郁等。

2. 对父母的影响

父母对孩子离世前的准备程度和临终前的哀伤程度可以降低父母在孩子去世后表现出复杂的哀伤、抑郁和焦虑的风险。父母和孩子之间的关系是独特而复杂的。父母和孩子之间的联系植根于出生前的生理和情感纽带及依恋。孩子是自我的一部分,同时也是一个独立的个体。父母的生命维系在孩子身上。父母以保护孩子为己任:保护孩子是父母的天性。失去亲人的父母通常由于经历过儿童死亡,基本生活价值观和哲学观念发生了变化。对于孩子的死亡,夫妻往往有不同的经历,特别是在孩子的健康状况长期恶化的情况下。父母中的一方可能花大量的时间和孩子在一起,并极大程度地参与孩子的日常照顾,而另一方则继续全职工作,以确保家庭的经济稳定。父母双方表达哀伤的方式可能并不总是一样的。在此之前,与父母讨论这个问题可能是有必要的。

(三)对兄弟姐妹的影响

(1)兄弟姐妹的丧失是三重的。他们经历了失去兄弟姐妹、失去家庭以及父母亲的哀伤。

(2)兄弟姐妹关系是独特的,因为他们通过父母共享共同的纽带,并在确定彼此是独特的但又相互联系的方面发挥着重要作用。兄弟姐妹的死亡可能意味着失去了玩伴、知己、榜样、保护者或朋友。

(3)成年人能更好地公开表达和处理哀伤,而儿童却常常感到困惑和不了解,他们不知道如何表达自己的感情深度。同样,由于缺乏与死亡相关的经验，儿童和青少年可能不了解死亡的影响，此影响与他们自己的恐惧、情感的压抑和最终结局有关。

（4）兄弟姐妹的需求：有报告称，在他们的研究中，三分之一的丧亲兄弟姐妹表示，他们需要更多关于患癌症兄弟姐妹的医疗信息。超过半数的人认为兄弟姐妹会得到更好的支持。此外，该研究报告了兄弟姐妹希望健康照护者来调整希望值，然而仍要保持现实，也介绍询问生病的孩子希望得到什么照护的重要性。

（5）兄弟姐妹可能会有一些奇幻思维，认为是他们的愿望或想法导致了兄弟姐妹的死亡。护士应该识别孩子发生奇幻思维的可能性和实际内容，并强调这不是他们的错。

（6）在他们试图回到更正常的日常生活的过程中，或者在回归学校的过程中可能会遇到困难，或者在处理同伴关系时也会遇到困难。

（四）哀伤对祖父母的影响

祖父母可能是父母强大的力量源泉。父母会寻求他们的建议，但建议随后可能会被忽视，他们实际的帮助往往会被接受，而他们自己的哀伤却很少得到认可。他们可能会变得焦虑、疲惫，感到无助或者变得专横。要考虑祖父母在家庭中的社会和文化作用。例如，除了向父母提供支持外，祖父母还可能参与照顾生病的孩子以及兄弟姐妹。祖父母经常和孙子孙女有一种特殊的关系。他们可能会失去对孙子未来的希望。

祖父母可能会为没有花很多时间和孙子孙女在一起而感到遗憾。他们可能会因为孙子先于他们去世而感到内疚。祖父母也可能同时经历与他们的生活阶段有关的变化，如退休、健康不良、朋友和家人的死亡。当一个孙子去世时，这些可能会增加悲伤的经历。哀伤是双重的，哀悼逝去的孙辈，同时也为孩子的父母感到哀伤。祖父母可能在无法"保护"孙辈和他们自己的孩子（父母）的双重愧疚中感到特别无助。

（五）对专业健康照护者的影响

专业健康照护者（healthcare professionals）是指经过专业培训，在提供照护前不认识患者，为患者提供有偿照顾者，主要包括在医院、社区医疗机构及患者之家工作的医生、治疗师、心理咨询师、顾问、医疗社会工作者、护士、助理护士等医护人员。人们常常将关注和支持都集中在患儿及其家属身上，而忽略了专业健康照护者的感受和需求。

专业健康照护者每天安慰处于困境中的儿童和家庭（身体上、情感上或精神上）。这种情绪化的工作有时会让人筋疲力尽，这会给医疗团队的成员造成困扰，因而他们会产生悲伤情绪，而这种悲伤情绪对他们的工作、情感、日常生活都会造成影响。

（1）影响因素：性别、职位、过去个人的悲伤经历、过去专业的悲伤经历等会对其哀伤情绪产生影响。

（2）影响：当医护人员面对死亡恐惧时，焦虑会发生，并且没有资源或支持系统来探索和表达关于死亡和死亡的想法和情绪。从经验上看，医护人员已经学会对多重丧失的经历脱敏，并保持"情感分离"。他们可能会使用防御措施来减轻恐惧，包括只关注身体护理需求，避免与孩子和家人进行情绪敏感的谈话，只谈论对护士来说舒服的话题。这些行为导致情绪疏远，回避和远离临终儿童和他们的家人。当孩子需要加强人际护理和积极参与的护士，护士可能会远离孩子和家人，以保护自己免受痛苦。

（3）表现：生理方面可能会伴随出现失眠、胸闷、倦怠、食欲缺乏甚至全身不适等生理反应；情绪方面可能会出现悲伤、焦虑、易怒、自责、无助、震惊等各种情绪反应，其中悲伤最常见；认知方面产生自我怀疑、对患者死亡的反思、侵入性思维、深刻记忆等。

第六节　哀伤的干预措施

一、家庭哀伤干预措施

（一）创造家庭哀伤干预条件

卫生保健人员应预期指导悲伤过程，并在死亡后继续提供支持，为家属创造一个无须判断就可以公开表达悲伤的环境。当一个孩子得了重病时，家庭的自然秩序就改变了，所有家庭成员的生活也就改变了。为了使他们适应变化并做出正确的决定，可以通过以下方式给予帮助：让他们参与所有计划，以防止他们变得被动和恐惧；仔细讨论可能出现的情况（最佳和最坏情况）；对于每种情况，解释计划的具体内容；要让家庭做出选择，让他们参与计划，帮助他们增强自控能力；对一些家庭来说，可以进行电话随访，提供电话随访的人可以评估家庭的哀伤过程；确定系统支持。

父母会记住他们孩子的临终时刻，包括他们在离世时和离世后如何得到支持。即使家人做好了孩子离世的准备，但当离世发生时，他们也会感到震惊。医护人员应使哀伤过程正常化和个性化，帮助改善家属的生活。

（二）具体干预措施

（1）很多人没见过有人离世或尸体，通过解释他们将要看到什么可以帮助他们缓解焦虑，让他们做好准备。

（2）承认他们的孩子已经去世，并简单而真诚地表示同情。不要害怕表现出情绪或者你也会受到死亡的影响。

（3）让他们在孩子离世后有时间和孩子道别，或者进行任何传统或文化仪式。如果孩子在普通病房中离世，如果可以的话，为他们的家人提供一间私人房间，因为他们可能希望有时间和彼此以及刚去世的孩子在一起。

（4）提供记忆盒子，制作记忆的机会，如脚印、手印、照片和剪掉头发等。对一些家庭来说，这是一种有意义的告别方式。由于中国传统文化的"影响"，部分地区认为儿童的死亡是家族的厄运，因此常常将有关孩子的一切都清理出去。但是，这种方式对于生养孩子的父母而言可能是痛苦的。因此，应逐渐改变他们的观念，可以为他们提供记忆盒子，制作记忆的机会。

（5）告诉他们你会陪伴他们，会回答他们的问题，并解释他们接下来会发生什么。

（6）帮助他们与支持他们的人建立联系。帮助他们给他们需要的人打电话。

（7）当他们准备离开的时候给殡仪馆打电话，如果此时他们还没有联系殡仪馆，那么就主动给殡仪馆打电话。

（8）给家庭成员一个联系电话，以防他们觉得有必要在稍后阶段提出问题或者获得进一步的信息。许多家庭不知所措，有时直到第二天他们才开始有疑问，所以应该让他们知道离开医院后如何联系你们。

（9）小心不要做出判断或假设。有些家庭可能会哭泣，有些可能会"大笑和开玩笑"；有些家庭可能会毫无感情，有的可能无精打采，有的甚至不想进房间。

（10）给他们时间、空间和理解，让他们以适合他们的方式去悲伤。

（11）酌情进行转诊：如果能够找到丧亲专家，可能对一些家庭有帮助。社会工作者可以协助安排葬礼或者解决经济问题。如果这个家庭有共同的精神信仰，宗教人士也许是合适的。最后，如有需要，应向心理学家或内科医生转诊。

二、父母哀伤的干预措施

（一）离世之前

（1）帮助这个家庭与他们的孩子保持联系，直到孩子去世。

（2）帮助促进家庭成员与照护人员以及家庭成员之间的沟通。

（3）帮助已故者的家人开发一些可以长久珍藏的记忆和纪念品。最好及早收集这些信息，因为它们反映的是与孩子相处的时光，而不仅仅是生命的最后几天。

（4）向父母介绍死亡过程，并帮助他们了解适当死亡的概念，解释他们将会看到什么来帮助缓解焦虑。很多人没见过有人离世或尸体，让他们做好准备。这符合病人、家庭、文化和精神目标。

（5）判断父母在孩子离世后的应对能力。确定如果发生死亡，他们可能需要什么样的支持。

（6）帮助家庭协商医疗系统。

（7）帮助家庭解决任何冲突。

（8）提供临时护理。

（9）如果合适，帮助家庭安排葬礼或追悼会。

（二）后续的健康护理计划

（1）以哀伤工作为中心的干预目标包括：接受丧失的现实，处理丧失的痛苦，在没有孩子的情况下适应生活和环境，从情感上重新认识没有孩子的世界。

（2）治疗孩子的临床医生应对家庭进行随访，并评估家庭的状况。如果父母不清楚孩子的医疗状况和死亡原因，父母应与孩子的医生面谈。如果父母同意进行尸检，那么便可以出示孩子的尸检结果。这种随访的理想结束时间尚不清楚。然而，许多失去亲人的父母说，在葬礼之后（孩子离世后6周至3个月），丧亲之痛会更严重，那时家人和朋友也回到了自己的生活中，使失去亲人的父母感到被遗弃，这时候家人和朋友通常会给父母一些含蓄或明确的信息，让他们"振作起来"。

（三）确定支持系统

（1）鼓励家长从他们的支持系统中获得帮助，特别是帮助孩子、跑腿或购买食品。

（2）对于家庭来说，重要的是要及时表达自己的感情，坦然谈论他们的孩子，这时应提供充足的交流时间，让他们表达自己的感受并指导他们进行对话。医疗保健提供者也可以为父母提供一个空间，让他们讲述自己孩子的故事。

（3）对于有兴趣参加支持小组的父母，提供一份社区中的父母支持小组和其他丧亲支持清单（如富有同情心的朋友、孩子死亡后帮助父母和兄弟姐妹的自助组织）。

（4）哀伤的父母可以通过个人哀伤咨询、夫妇或家庭咨询、丧亲支持团体和社会支持团体获得丧亲服务。

（5）用名字称呼孩子，鼓励父母纪念他们的孩子。

（6）就哀伤的本质向父母提供咨询，让他们的情绪正常化。

（7）家庭记忆和家庭仪式是帮助父母缓解悲伤的重要工具。往往在孩子病情最严重的时候，美好的家庭记忆被医院的记忆、与家人分离的时间和恐惧的记忆所取代。帮助父母回忆起他们的家庭记忆，如睡前故事、晚餐仪式或家庭笑话。

（8）无论是在孩子死前还是死后，支持小组对支持家庭至关重要。知道自己并不孤单，知道自己的未来，有助于父母处理悲痛。

三、儿童哀伤干预措施

不同儿童得知自己或兄弟姐妹或朋友等有密切关系的人离世时会有不同的反应，这很大程度上取决于孩子的年龄、发育阶段、个性和家庭、生活中所受到的文化和宗教的影响。对于儿童的哀伤干预措施，我们不仅需要知道常用的儿童哀伤干预措施，还要知道临终儿童自己和不同年龄段儿童的哀伤干预措施。要注意的是，儿童的干预措施应与其发育水平相匹配，所以无论针对怎样的儿童人群都应考虑其发育水平。

（一）常用儿童哀伤干预措施

（1）注意儿童的发育水平，对儿童的干预应与其发育水平相匹配。

（2）提供足够的简单易懂的信息。儿童需要知道他们会得到照顾；让他们放心，这不是他们的错；儿童有恐惧、幻想和问题，他们需要一个愿意倾听他们的人，而不是忽视他们的担忧的人。

（3）要有耐心，因为儿童需要时间来处理信息。不要试图通过回避话题或者使用其他儿童可能不理解的死亡词来美化现实情况，回避会让儿童无法面对和处理自己的悲伤。

（4）让儿童参与其中，适当的时候让儿童自己做决定。让儿童自己选择是否愿意参加葬礼、追悼会、仪式、典礼和传统活动，消除恐惧和焦虑，可以和孩子谈谈，了解他们想要如何悼念自己的兄弟姐妹。

（5）让儿童用自己的方式表达哀伤，并确认他们的感受。让儿童知道拥有和表达情感是正常的，避免压抑哀伤地表达，如"你需要坚强""不要哭泣"。鼓励父母不要在失去亲人的儿童面前隐藏自己的哀伤，这样做就会告诉儿童，这些情感经历是不好的，使他们感到羞耻或自卑。

（6）通过直面情感上痛苦的思考、记忆或感觉，青少年能够更好地理解他们丧失所带来的影响背后的原因，并开始寻找生活的意义，希望能从无意义的事情中获得意义。向兄弟姐妹询问他们的生活并了解他们的独特哀伤和特征，有助于安慰在世的兄弟姐妹，承认他们独特的悲伤和性格，有助于安慰兄弟姐妹。

（7）在儿童准备好之前，不要强迫他们恢复正常的活动。然而，鼓励儿童尽可能地保持常规，让儿童在知道将要发生的事情时有所缓和。

（8）维持日常生活并提供安全感。鼓励与同龄人保持友谊，联系儿童的老师、学校辅导员或护士，利用能够提供支持和建议的社交网络以获得适当支持。

（9）提供表达的机会。可以鼓励他们处理和表达悲伤，如绘画、阅读和讲故事、写诗或给逝者写信等手工活动。

（10）提供纪念的机会。应让儿童和青少年感觉谈论他们的兄弟姐妹和分享记忆都是很好的事情，他们不知道随着时间的流逝，他们将会怎么看他。儿童需要能够记住和纪念失去的亲人，不仅仅是在他死后的这段时间，而是在他们的有生之年都要记住。

（11）儿童丧亲支持团体，通常可以通过社区服务、收容所或学校获得。对等干预可能非常有效。

（二）临终儿童哀伤干预措施

儿童得知自己即将离世的消息后，便在自己的认知和情感中经历了自己疾病病情的发展和即将离世的情况。这些儿童普遍认识到自己即将离世的事实，因此我们也需要为他们提供干预，以帮助他们平安渡过最后的时光。

（1）对临终儿童的干预应符合他们的发育水平，采用他们能够理解并接受的方式进行干预。

（2）儿童和青少年往往希望保护他们的父母，却因此产生了沟通交流障碍。因此，鼓励孩子用他们自己的方式表达哀伤，并确认他们的感受。让孩子们知道拥有和表达情感是正常的。避免压抑情绪。

（3）父母、朋友、老师等社会支持系统应与临终儿童保持良好关系，帮助临终儿童保持正常的日常生活，并提供安全感。

（4）尽可能帮助临终儿童完成他的愿望，尊重他的选择，鼓励临终儿童留下纪念物品，尽可能完成临终儿童的心愿。

（三）不同年龄段儿童哀伤干预措施

1. 婴儿哀伤干预措施

尽可能多地保持他们的正常生活，保持稳定。当他们悲伤、不安、退缩时，试着用互动游戏，如唱他们最喜欢的歌，轻轻地与他们接触。

2. 2－6岁幼儿哀伤干预措施

（1）创造稳定和安全感。
（2）当他们伤心或难过的时候抱着他们。
（3）如果他们退缩了，试着和他们接触。
（4）允许并鼓励积极地游戏和交流。
（5）帮助他们表达自己的感受。
（6）他们可能有奇特思维。例如："我对他很刻薄，所以他死了，如果我好的话，他可能会回来。"对疾病和死亡给出诚实明确的答案，并给出简单的解释。如果可能的话，把死亡与孩子经历中的一些事情联系起来，如宠物的死亡；或者解释说，当人们死后，他们再也看不见了，但通过看照片也可以记住他们。

3. 7－12岁学龄期儿童哀伤干预措施

（1）提供清楚和诚实的信息。使用简单的死亡原因解释，并使用图画或图片来辅助解释。
（2）先了解孩子的想法，不要自己主观假设。
（3）确保有一个稳定的程序。当你们分开时，确保你们总是有一个清晰的计划来重新聚在一起。例如："我会在家等你们放学回来。"
（4）如果孩子变得粘人，要给予支持。如果孩子想得到爱，就要充满爱心地回应。
（5）鼓励孩子分享他们不愉快和困惑的感受。
（6）通过互动游戏，如一起画画或相互讲故事，刺激孤僻的孩子。

4. 13－18岁青少年哀伤干预措施

（1）准备好并愿意进行长时间的谈话。准备好说"我不知道"。

（2）接受并解释他们可能经历的强烈情绪。

（3）在安全的前提下不限制他们的自由。

（4）给他们与同伴相处的自由。

四、学校哀伤干预措施

（一）了解孩子

当一名丧亲的孩子在亲人离世后重返学校时，教师应该了解孩子所知道和理解的东西。教师可以通过观察孩子在亲人死后的情绪状态和行为来获得帮助。可能需要为哀伤的孩子提供额外的指导帮助或者更改作业。帮助孩子在学校找到一个安全的地方，当他遇到困难时，可以在那里得到休息。

（二）为学生做好准备

教师和学校在促进对孩子和同伴的支持方面发挥着重要作用。要考虑的问题包括：同学的发育年龄；失去亲人的兄弟姐妹想让他的同学知道什么；儿童或青少年可能会害怕与同龄人不同，因此可能无法像成年人一般感到宽慰地与朋友分享哀伤；同学们目前对情况的了解。根据发育阶段，提供具体的方法，让学生帮助丧亲的同学，为他们提供支持系统。

（三）游戏疗法

教师可以利用游戏疗法、艺术项目、创意写作、日志、音乐或支持小组作为一种手段，对丧失后的同班同学提供帮助和支持。

（四）员工支持

在获悉一名学生离世后，教师、行政人员、助理以及许多其他学校员工个人和其他学生都可能受到影响。工作人员必须做好面对学生的准备，告知他们离世的消息，开始发挥提供支持的作用，并意识到社区资源的重要性。

（五）其他支持

询问已故孩子的家长是否希望整个班级和学校里的其他人知道孩子去世的

消息，如果已故孩子的家长希望公布这个消息，应该尽快把死讯告知整个班级。焦虑和误传常常由谣言引起。

（六）通过多种方式与家人保持联系

用发送电子邮件、打电话或送卡片等一些简单的行动来表达关心之情。一些家庭欢迎学校参加葬礼，应由这些学生和学生家长来决定是否出席。当然，已故孩子的家人可能会希望单独举行一场校园追悼仪式或集会，让孩子生前的同学参加。而已故孩子的家人则应先和学校领导人员讨论具体的计划，然后再通知其他学生或家长。

五、医护人员哀伤干预措施

（一）评估支持系统

这种支持系统是否支持护士的适应、成长和发展？这种支持系统是否提供了一个支持性的环境，让护士可以安全地表达死亡焦虑、情绪、失落和悲伤？正式支持系统可包括：支持护士在安全环境中表达情感的小组；临床体验后的临床后述职，通过让参与者将情绪与体验联系起来，探索和表达与死亡相关的感受，帮助缓解焦虑。非正式支持系统：与同事、导师、牧师、护理人员、医生一对一地分享经验。

（二）注意医疗保健提供者的需求

对护士来说，参加一些仪式和项目来表达哀伤是很重要的，如计划为死去的孩子举行的追悼会。对部分人来说，这是一个封闭的练习，是个人需要。对其他人来说，这可能会造成更多的压力或悲伤。提供一个支持系统，允许员工在工作日稍作休息，花点时间表达自己的悲伤。对于个人来说，在到达工作地点之前让他们知道死亡是很重要的，这样可以有私人时间来悲伤。这可以通过电话或电子邮件来实现，以便在上班前提醒同事儿童的离世。

（三）指导

当家人探视时，有主管、同事或导师在场，可以大大减少焦虑，并为护士提供巨大的支持。护士知道自己并不孤单，常常会感到安慰。

（四）精神支持

精神顾问可以帮助护士进行精神反思、精神探索和精神补充。

（五）临终关怀教育

临终关怀的知识和技能提升能力和自信。教育能够培养沟通技能，提高从事儿科姑息治疗的护士和其他医疗专业人员的整体舒适度。通过提高他们的知识和技能，可以减少他们在照顾临终儿童及其家属时的焦虑。护士不能实践他们不知道的东西。